卫生部规划教材

全国高等医药教材建设研究会"十二五"规划教材

全国高等学校药学专业第七轮规划教材

供药学类专业用

药事管理学
学习指导与习题集

第 2 版

主　编　杨世民

编　者（以姓氏笔画为序）

万仁甫（江西中医学院）　　　　杨世民（西安交通大学医学院）

王志敏（河北医科大学）　　　　何　宁（天津中医药大学）

方　宇（西安交通大学医学院）　岳淑梅（河南大学药学院）

叶　桦（复旦大学药学院）　　　周延安（武汉大学医学部）

冯变玲（西安交通大学医学院）　胡　明（四川大学华西药学院）

刘世坤（中南大学湘雅三医院）　翁开源（广东药学院）

人民卫生出版社

图书在版编目(CIP)数据

药事管理学学习指导与习题集/杨世民主编. —2 版.
—北京:人民卫生出版社,2011.6
ISBN 978 - 7 - 117 - 14391 - 2

Ⅰ.①药… Ⅱ.①杨… Ⅲ.①药政管理-高等学校-
教学参考资料 Ⅳ.①R95-44

中国版本图书馆 CIP 数据核字(2011)第 085791 号

门户网:www.pmph.com	出版物查询、网上书店
卫人网:www.ipmph.com	护士、医师、药师、中医
	师、卫生资格考试培训

药事管理学学习指导与习题集
第 2 版

主 编:杨世民
出版发行:人民卫生出版社 (中继线 010 - 59780011)
地 址:北京市朝阳区潘家园南里 19 号
邮 编:100021
E - mail: pmph @ pmph.com
购书热线:010 - 67605754 010 - 65264830
010 - 59787586 010 - 59787592
印 刷:北京人卫印刷厂 (万通)
经 销:新华书店
开 本:787×1092 1/16 印张:12
字 数:287 千字
版 次:2007 年 8 月第 1 版 2011 年 6 月第 2 版第 3 次印刷
标准书号:ISBN 978 - 7 - 117 - 14391 - 2/R·14392
定 价:22.00 元

打击盗版举报电话:010-59787491 E-mail:WQ @ pmph.com
(凡属印装质量问题请与本社销售中心联系退换)

全国高等学校药学类专业第七轮规划教材

出 版 说 明

全国高等学校药学类专业本科卫生部规划教材是我国最权威的药学类专业教材,于1979年出版第一版,1987年、1993年、1998年、2003年、2007年进行了5次修订,并于2007年出版了第六轮规划教材。第六轮规划教材主干教材29种,全部为卫生部"十一五"规划教材,其中22种为教育部规划的普通高等教育"十一五"国家级规划教材;配套教材25种,全部为卫生部"十一五"规划教材,其中3种为教育部规划的普通高等教育"十一五"国家级规划教材。本次修订编写出版的第七轮规划教材中主干教材共30种,其中修订第六轮规划教材28种。《生物制药工艺学》未修订,沿用第六轮规划教材;新编教材2种,《临床医学概论》、《波谱解析》;配套教材21种,其中修订第六轮配套教材18种,新编3种。全国高等学校药学专业第七轮规划教材及其配套教材均为卫生部规划教材、全国高等医药教材建设研究会"十二五"规划教材,具体品种详见出版说明所附书目。

该套教材曾为全国高等学校药学类专业惟一一套统编教材,后更名为规划教材,具有较高的权威性和一流水平,为我国高等教育培养大批的药学专业人才发挥了重要作用。随着我国高等教育体制改革的不断深入发展,药学类专业办学规模不断扩大,办学形式、专业种类、教学方式亦呈多样化发展,我国高等药学教育进入了一个新的时期。同时,随着国家基本药物制度建设的不断完善及相关法规政策、标准等的出台,以及《中国药典》(2010年版)的颁布等,对高等药学教育也提出了新的要求和任务。此外,我国新近出台的《医药卫生中长期人才发展规划(2011—2020年)》对我国高等药学教育和药学专门人才的培养提出了更高的目标和要求。为跟上时代发展的步伐,适应新时期我国高等药学教育改革和发展的要求,培养合格的药学专门人才,以满足我国医药卫生事业发展的需要,从而进一步做好药学类专业本科教材的组织规划和质量保障工作,全国高等学校药学专业教材第三、第四届评审委员会围绕药学专业第六轮教材使用情况、药学教育现状、新时期药学领域人才结构等多个主题,进行了广泛、深入地调研,并对调研结果进行了反复、细致的分析论证。根据药学专业教材评审委员会的意见和调研、论证的结果,全国高等医药教材建设研究会、人民卫生出版社决定组织全国专家对第六轮教材进行修订,并根据教学需要组织编写了部分新教材。

药学类专业第七轮规划教材的编写修订,坚持紧紧围绕全国高等学校药学类专业(本科)教育和人才培养目标要求,突出药学专业特色,以教育部新的药学教育纲要为基础,以国家执业药师资格准入标准为指导,按照卫生部等相关部门及行业用人要求,强调培养目标与用人要求相结合,在继承和巩固前六轮教材建设工作成果的基础上,不断创新和发展,进一步提高教材的水平和质量。同时还特别注重学生的创新意识和实践能力培养,注重教材整体优化,提高教材的适应性和可读性,更好地满足教学的需要。

为了便于学生学习、教师授课,在做好传承的基础上,本轮教材在编写形式上有所创新,采用了"模块化编写"。教材各章开篇,以普通高等学校药学本科教学要求为标准编写"学习要求",正文中根据课程、教材特点有选择性的增加"知识链接""实例解析""知识拓展""小结"。为给希望进一步学习的学生提供阅读建议,部分教材在"小结"后增加了"选读材料"。

需要特别说明的是,全国高等学校药学专业第三届教材评审委员会成立于2001年,至今已10年,随着教育教学改革的发展和专家队伍的发展变化,根据教材建设工作的需要,在修订编写本轮规划教材之初,全国高等医药教材建设研究会、人民卫生出版社对第三届教材评审委员会进行了改选换届,成立了第四届教材评审委员会。无论新老评审委员,都为本轮教材工作做出了重要贡献,在此向他们表示衷心的谢意!

由于众多学术水平一流和教学经验丰富的专家教授都积极踊跃和严谨认真地参与本套教材的编写,从而使教材的质量得到不断完善和提高,并被广大师生所认同。在此我们对长期支持本套教材编写修订的专家和教师及同学们表示诚挚的感谢!

本轮教材出版后,各位教师、学生在使用过程中,如发现问题请反馈给我们,以便及时更正和修订完善。

全国高等医药教材建设研究会

人民卫生出版社

2011 年 5 月

全国高等学校药学类专业
第七轮规划教材书目

序号	教材名称	主编	单位
1	药学导论(第3版)	毕开顺	沈阳药科大学
2	高等数学(第5版)	顾作林	河北医科大学
	高等数学学习指导与习题集(第2版)	王敏彦	河北医科大学
3	医药数理统计方法(第5版)	高祖新	中国药科大学
4	物理学(第6版)(配光盘)	武 宏	山东大学物理学院
	物理学学习指导与习题集(第2版)	武 宏	山东大学物理学院
5	物理化学(第7版)(配光盘)	李三鸣	沈阳药科大学
	物理化学学习指导与习题集(第3版)	李三鸣	沈阳药科大学
	物理化学实验指导(第2版)(双语)	崔黎丽	第二军医大学
6	无机化学(第6版)	张天蓝	北京大学药学院
	无机化学学习指导与习题集(第3版)	姜凤超	华中科技大学同济药学院
7	分析化学(第7版)(配光盘)	李发美	沈阳药科大学
	分析化学学习指导与习题集(第3版)	赵怀清	沈阳药科大学
	分析化学实验指导(第3版)	赵怀清	沈阳药科大学
8	有机化学(第7版)	陆 涛	中国药科大学
	有机化学学习指导与习题集(第3版)	陆 涛	中国药科大学
9	人体解剖生理学(第6版)	岳利民	四川大学华西基础医学与法医学院
		崔慧先	河北医科大学
10	微生物学与免疫学(第7版)	沈关心	华中科技大学同济医学院
11	生物化学(第7版)	姚文兵	中国药科大学
12	药理学(第7版)	朱依谆	复旦大学药学院
		殷 明	上海交通大学药学院
	药理学学习指导与习题集(第2版)	程能能	复旦大学药学院
13	药物分析(第7版)	杭太俊	中国药科大学
	药物分析学习指导与习题集★★★	于治国	沈阳药科大学
	药物分析实验指导★★★	范国荣	第二军医大学
14	药用植物学(第6版)	张 浩	四川大学华西药学院
	药用植物学实践与学习指导★★★	黄宝康	第二军医大学

序号	教材名称	主编	单位
15	生药学(第6版)	蔡少青	北京大学药学院
	生药学实验指导(第2版)	刘塔斯	湖南中医药大学
16	药物毒理学(第3版)	楼宜嘉	浙江大学药学院
17	临床药物治疗学(第3版)	姜远英	第二军医大学
18	药物化学(第7版)(配光盘)	尤启冬	中国药科大学
	药物化学学习指导与习题集(第3版)	孙铁民	沈阳药科大学
19	药剂学(第7版)	崔福德	沈阳药科大学
	药剂学学习指导与习题集(第2版)	王东凯	沈阳药科大学
	药剂学实验指导(第3版)	崔福德	沈阳药科大学
20	天然药物化学(第6版)	吴立军	沈阳药科大学
	天然药物化学习题集(第3版)	吴立军	沈阳药科大学
	天然药物化学实验指导(第3版)	吴立军	沈阳药科大学
21	中医药学概论(第7版)	王 建	成都中医药大学
22	药事管理学(第5版)(配光盘)	杨世民	西安交通大学医学院
	药事管理学学习指导与习题集(第2版)	杨世民	西安交通大学医学院
23	药学分子生物学(第4版)	张景海	沈阳药科大学
24	生物药剂学与药物动力学(第4版)	刘建平	中国药科大学
	生物药剂学与药物动力学学习指导与习题集(第2版)	李 高	华中科技大学同济药学院
25	药学英语(上、下册)(第4版)(配光盘)	史志祥	中国药科大学
	药学英语学习指导(第2版)	史志祥	中国药科大学
26	药物设计学(第2版)	徐文方	山东大学药学院
27	制药工程原理与设备(第2版)	王志祥	中国药科大学
28	生物技术制药(第2版)	王凤山	山东大学药学院
29	生物制药工艺学★	何建勇	沈阳药科大学
30	临床医学概论★★	于 锋	中国药科大学
31	波谱解析★★	孔令义	中国药科大学

★为第七轮未修订,直接沿用第六轮规划教材;★★为第七轮新编教材;★★★为第七轮新编配套教材。

全国高等学校药学专业教材第四届
评审委员会名单

顾　问

郑　虎　四川大学华西药学院

主任委员

毕开顺

副主任委员

姚文兵　朱家勇　张志荣

委　员（以姓氏笔画为序）

王凤山　山东大学药学院

刘俊义　北京大学药学院

朱依谆　复旦大学药学院

朱家勇　广东药学院

毕开顺　沈阳药科大学

张志荣　四川大学华西药学院

张淑芳　中国执业药师协会

李　高　华中科技大学同济药学院

李元建　中南大学药学院

李勤耕　重庆医科大学

杨世民　西安交通大学医学院

杨晓红　吉林大学药学院

陆　涛　中国药科大学

陈　忠　浙江大学药学院

罗光明　江西中医学院

姜远英　第二军医大学

曹德英　河北医科大学

黄　民　中山大学药学院

彭代银　安徽中医学院

潘卫三　沈阳药科大学

前　言

　　《药事管理学学习指导与习题集》(第2版)是卫生部规划教材、全国高等医药教材建设研究会"十二五"规划教材、全国高等学校药学专业第七轮规划教材《药事管理学》(第5版)的配套教材,供药学类专业学生使用。

　　本版学习指导与习题集紧扣第5版《药事管理学》教材的内容,全书分五部分:第一部分为"学习要点与复习题",按照教材的章节顺序编排,编写体例为"一、本章学习要点","二、复习题","三、参考答案"。"本章学习要点"列出了需要学生掌握与熟悉的主要内容;复习题包括A型选择题、B型选择题、X型选择题、判断题和问答题。第二部分为"综合测试题",包括3套课程测试题及1套国家执业药师资格考试《药事管理与法规》科目的模拟题。第三部分为"案例讨论"、第四部分为"选读材料与讨论",作者分别选取了10个与课程相关的案例(短文)。第五部分为"专业英文阅读",共选编12篇本课程英语文献,并在每篇文献后列出若干思考题,引导学生阅读以掌握主要内容,进而达到扩大学生知识面、提高其专业英语水平及适应双语教学需要的目的。

　　本版学习指导与习题集与上版比较,主要有以下五点变化:①按照课程任务及每章学习要求,细化了"本章学习要点"的内容。②将本课程的学习与国家执业药师资格考试相衔接,增加了执业药师资格考试《药事管理与法规》科目的模拟题。③为培养学生发现问题、分析问题及解决问题的能力,将上版"案例选编"部分改为"案例讨论",作者不对案例进行分析,而是给出有关问题供学生讨论,以增加学生学习的主动性。选编案例不仅仅局限于以往对违法案例的处理分析,还引入了生产、流通环节有关企业成功的实例。④"选读材料与讨论"部分,具体内容涉及目前药事管理领域的热点、难点问题,培养学生关注、了解药事管理工作动态的兴趣。⑤删去了上版复习题中的"术语解释"部分。

　　《药事管理学学习指导与习题集》的编写工作是在全国高等医药教材建设研究会、卫生部教材办公室领导下进行的,在编写过程中,得到编委所在院校领导的关怀和支持;在书稿完成过程中,西安交通大学药学系药事管理教研室赵君、刘均、黄海燕做了大量具体工作,在此一并表示感谢。

　　由于编者的知识水平有限,该版配套教材内容难免有不足之处,恳请读者批评指正。

杨世民

2011年4月12日

目 录

第一部分　学习要点与复习题

第二部分　综合测试题

第三部分　案例讨论

第四部分　选读材料与讨论

第五部分　专业英文阅读

第一部分　学习要点与复习题

第一章　　　　　　　　　　　　　绪　论

一、本章学习要点

本章介绍了药事和药事管理的概念,药事管理学科的形成与发展,《药事管理学》教材的结构与特点,《药事管理学》课程的教学方法,药事管理学的研究方法,重点介绍了药事管理学科的定义、性质,《药事管理学》课程的研究内容。主要内容为:

1. 药事是指与药品的研制、生产、流通、使用、价格、广告、信息、监督等活动有关的事。

2. 药事管理包括宏观和微观两个方面。宏观的药事管理是国家政府的行政机关,运用管理学、政治学、经济学、法学等多学科理论和方法,依据国家的政策、法律,运用法定权力,为实现国家制定的医药卫生工作的社会目标,对药事进行有效治理的管理活动。微观的药事管理即药事单位的管理,主要包括医药生产、经营企业管理、医疗机构药房管理等。

3. 药事管理的重要性表现在:建立基本医疗卫生制度,提高全民健康水平,必须加强药事管理;保证人们用药安全有效,必须加强药事管理;增强医药经济在全球的竞争力,必须加强药事管理。

4. 药事管理学科是应用社会学、法学、经济学、管理学与行为科学等多学科的理论与方法,研究"药事"的管理活动及其规律的学科体系,是以药品质量监督管理为重点、解决公众用药问题为导向的应用学科,具有社会科学性质。

5. 我国药事管理学课程研究的主要内容有:①药品监督管理;②药事管理体制(组织);③药学技术人员管理;④药事管理立法;⑤药品注册管理;⑥药品知识产权保护;⑦药品信息管理;⑧药品生产、经营管理;⑨医疗机构药事管理;⑩中药管理。

6. 《药事管理学》教材由药事管理概论、药事法规和药事部门管理三部分构成。

7. 《药事管理学》教材的特点:①以药品的监督管理为主要研究对象;②具有"导论"性质;③突出以公共利益为导向;④以符合药学生培养目标为依据;⑤注重学生的学习兴趣和主动性。

8. 学习《药事管理学》课程建议采用"问题引导、案例分析、精讲多练、课外实践"的教学方法。具体方法可采用:①采用以问题为中心的教学方法;②现场参观教学的方式;

③采用光盘、多媒体教学;④案例教学法;⑤引导学生课外进行自主学习。

9. 药事管理研究的特征:①结合性;②规范性;③实用性;④开放性。

10. 药事管理研究的方法包括文献研究法、描述性研究、实验研究和调查研究等4类。

11. 药事管理研究过程与步骤为:界定研究问题,设计研究方案,收集资料,分析资料,撰写研究报告。

12. 药事管理主要网站为:国家食品药品监督管理局(http://www.sfda.gov.cn);中华人民共和国卫生部(http://www.moh.gov.cn);中国食品药品网(www.cnpharm.com);健康报(http://www.jkb.com.cn/)。

二、复 习 题

(一) A 型选择题(最佳选择题)备选答案中只有一个最佳答案。

1. "药事"是指与药品的研制、生产、流通、使用及(　　)
　　A. 价格、合理用药、广告、信息等活动有关的事
　　B. 广告、信息、监督、合理用药等活动有关的事
　　C. 价格、广告、信息、监督等活动有关的事
　　D. 信息、广告、销售、监督等活动有关的事
　　E. 广告、价格、检验、管理等活动有关的事

2. 药事管理学科是(　　)
　　A. 社会科学的分支学科　　　　　　B. 药学科学的分支学科
　　C. 公共管理的分支学科　　　　　　D. 管理学的分支学科
　　E. 卫生管理的分支学科

3. 药事管理是指(　　)
　　A. 药事行政管理　　　　　　　　　B. 药事公共行政管理
　　C. 药事公共管理　　　　　　　　　D. 药事经营管理
　　E. 药学事业的综合管理

4. 实验研究的目的是研究(　　)
　　A. 是什么　　　　　　　　　　　　B. 事物的互相关系
　　C. 原因和结果的关系　　　　　　　D. 两个变项之间的关联
　　E. 可能的因果关系

5. 调查研究是一种研究方法,也是一种最常用的(　　)
　　A. 工作方法　　　　　　　　　　　B. 收集资料的方法
　　C. 深入群众的方法　　　　　　　　D. 学习方法
　　E. 思想方法

6. 药事管理学科具有(　　)
　　A. 自然科学性质　　　　　　　　　B. 行为和管理科学性质
　　C. 人文科学性质　　　　　　　　　D. 自然科学和社会科学性质
　　E. 社会科学性质

（二）**B 型选择题**（配伍选择题）备选答案在前,试题在后。每组 2~4 题,每组题均对应同一组备选答案,每个备选答案可以重复选用,也可以不选用。

[1~3 题]

　　A. Ph. A　　　B. SAdS　　　C. WHO　　　D. NHS　　　E. Pharm. D

1. 社会与管理科学的英文缩写是(　　　)

2. 世界卫生组织的英文缩写是(　　　)

3. 药事管理的英文缩写是(　　　)

[4~7 题]

　　A. www. cnpharm. com　　　　　　　B. www. yyjjb. com

　　C. www. jkb. com. cn　　　　　　　D. www. moh. gov. cn

　　E. www. sfda. gov. cn

4. 国家食品药品监督管理局的网址是(　　　)

5. 中华人民共和国卫生部的网址是(　　　)

6. 中国食品药品网的网址是(　　　)

7. 健康报的网址是(　　　)

[8~10 题]

　　A. 商业与法律药学　　　　　　　B. 药事组织学

　　C. 药物经济学　　　　　　　　　D. 社会与管理科学

　　E. 社会药学

8. 20 世纪 90 年代以来药事管理学科在美国称为(　　　)

9. 药事管理学科在日本称为(　　　)

10. 药事管理学科在前苏联称为(　　　)

[11~14 题]

　　A. GSP　　　B. GCP　　　C. GMP　　　D. GLP　　　E. GAP

11. 《药物非临床研究质量管理规范》的英文缩写是(　　　)

12. 《药物临床试验质量管理规范》的英文缩写是(　　　)

13. 《药品生产质量管理规范》的英文缩写是(　　　)

14. 《药品经营质量管理规范》的英文缩写是(　　　)

（三）**X 型选择题**（多项选择题）每题的备选答案中有 2 个或 2 个以上的正确答案。

1. 药事管理学科研究向纵深发展反映在(　　　)

　　A. 加大国家药物政策的研究

　　B. 从研究药品,发展到研究药学服务

　　C. 重视和研究合理利用药品资源

　　D. 重视研究方法,提高科研水平

　　E. 执业药师队伍逐渐扩大

2. 《药事管理学》教材由(　　　)构成

　　A. 药事管理概论　　　　　　　B. 法学和伦理学

    C. 药事法规   D. 管理学类

    E. 药事部门管理

3. 药事管理研究的特征是( )

    A. 结合性   B. 规范性   C. 理论导向性   D. 开放性   E. 实用性

4. 药事管理的重要性表现在以下哪些方面( )

    A. 消灭严重危害人类健康的传染病

    B. 建立基本医疗卫生制度,提高全民健康水平

    C. 促进制药工业发展

    D. 保证人们用药安全有效

    E. 增强本国医药经济在全球的竞争力

(四)判断题 正确的画(√),错误的画(×),并将错误之处改正。

1. 药事管理包括宏观和微观两个方面。   ( )

2. 宏观的药事管理是国家政府的行政机关,运用管理学、政治学、经济学、法学等多学科理论和方法,依据国家的政策、法律,运用法定权力,为实现国家制定的医药卫生工作的社会目标,对药事进行有效治理的管理活动。   ( )

3. 1990 年,我国首次为学生开设药事管理学课程。   ( )

4. 药品是人们用以防病治病、康复保健的一般商品。   ( )

5. 美国的社会与管理科学包括社会的、行为的、经济的和管理的科学领域。 ( )

6. 欧洲社会药学课程主要有药品法和药学伦理、卫生保健政策和组织、药物利用、药物经济学、药品市场、交流学、药房管理、药物信息等。   ( )

(五)问答题

1. 比较中国和日本对"药事"一词的解释。

2. 为什么说"保证人们用药安全有效,必须加强药事管理"?

3. 简述宏观药事管理的主要内容。

4. 说明药事管理学科的性质、定义。

5. 药事管理学科研究的主要内容有哪些方面?

6. 简述学习和研究药事管理学的目的和意义。

7. 简述国外药事管理学科的范畴。

8. 学习药事管理学课程可采用哪些方法?

三、参考答案

(一) A 型选择题

1. C   2. B   3. E   4. C   5. B   6. E

(二) B 型选择题

1. B   2. C   3. A   4. E   5. D   6. A   7. C   8. D   9. E   10. B

11. D   12. B   13. C   14. A

(三) X 型选择题

1. ABCD   2. ACE   3. ABDE   4. BDE

（四）判断题

1.（√）

2.（√）

3.（×）应为：1985 年，我国首次为学生开设药事管理学课程。

4.（×）应为：药品是人们用以防病治病、康复保健的特殊商品。

5.（√）

6.（√）

（五）问答题

1. 对"药事"一词，中国和日本的法规解释有所不同。在中国，"药事"中的"药"仅指人用药品，"事"则指药品研制、生产、流通、使用、价格、广告、信息、监督等有关事项。日本对"药事"的解释是：药事的对象包括药品、类药品、化妆品等；药事的事项包括调剂、制造、保存、管理、试验、鉴定、销售、配方，以及食品卫生检验和法医化学鉴定等事项。

2. 药品的真伪和质量的优劣，一般消费者难以辨识，必须有专门技术人员和经认证的机构，使用符合要求的仪器设备，运用科学的方法，进行理化、药理毒理研究和临床试验，制定药品质量标准；或按照已颁布的法定药品标准进行检验，才能作出评价和鉴定。许多药品还需上市后监测和再评价才能发现其毒副作用。

药品可以防治疾病，但又有不同程度的毒副作用。因此，管理有方、用之得当就能治病救人，增进健康，造福人类；反之，失之管理，使用不合理，轻则导致药源性疾病，重则造成社会问题，甚至祸国殃民。药品易被不法分子作为牟取暴利的工具，进行以假充真，以劣充优，制售假、劣药的违法犯罪活动，对广大人民群众生命安全造成严重威胁。这就决定了各国政府必须对药品研发、生产、销售、广告、价格和使用采用行政的、法律的方法进行严格管理。

3. 宏观药事管理的主要内容包括：制定和执行国家药物政策与药事法规，建立健全药事管理体制与机构，建立药品生产、流通秩序，加强药学人员和药品监督管理人力资源管理。通过推进依法行政、科学民主决策、依靠技术支撑、实现队伍保障来实践科学监管。

4. 药事管理学科是应用社会学、法学、经济学、管理学与行为科学等多学科的理论与方法，研究药事的管理活动及规律的学科体系，是以药品质量监督管理为重点、解决公众用药问题为导向的应用学科。

药事管理学科的定义是：药事管理学科是药学的二级学科，是一个知识领域；它不同于药剂、药化、药理等学科，具有社会科学性质；它应用多学科的理论和方法，研究药品研制、生产、经营、使用中非专业技术性方面的问题；研究环境因素（政治、社会、经济、法律、技术、伦理）和管理因素（管理者理念、管理职能、管理者水平）与使用药品防病治病、维护人们健康之间的关系，以实现卫生事业的社会目标。

5. 我国药事管理学研究的主要内容有：①药品监督管理；②药事管理体制（组织）；③药学技术人员管理；④药事管理立法；⑤药品注册管理；⑥药品知识产权保护；⑦药品信息管理；⑧药品生产、经营管理；⑨医疗机构药事管理；⑩中药管理。

6. 学习和研究药事管理学的目的和意义是：

（1）改变药学生知识结构，增强其适应职业的能力，提高综合素质。学习药事管理学，将改变当前药学教育模式重自然科学知识、技能传授，轻人文和社会科学知识传授；重智能素质培养,轻道德素质、心理素质培养的知识和技能的缺陷,培养学生有效的思维、表达交流思想、判断和鉴别价值的能力。

（2）学习和研究药事管理学有助于制定和完善国家药物政策,建立适合中国国情的药事行政管理体制,实现中国药事行政管理科学化、法制化、现代化。

（3）提高医药经济在全球化进程中的竞争力,保证药品质量以及安全、有效、经济、合理地利用药物资源,促进合理用药。

7. 药事管理学科的范畴比较广泛,是一个知识领域,国外涉及多门课程,如法学和伦理学类的"药事法学";管理学类的"药房管理学"、"医药企业管理";经济学类的"药物市场营销学"、"药物经济学";社会和行为科学类的"药学的社会与行为"、"药学交流学"、"卫生保健组织";研究方法学类的"药学社会研究方法"、"统计学";信息科学类的"药品信息和科学文献评价"、"医药品情报学"等。

8. 学习药事管理学课程建议采用"问题引导、案例分析、精讲多练、课外实践"的教学方法。具体方法可采用:①以问题为中心的教学方法;②现场参观教学的方式;③光盘、多媒体教学;④案例教学法;⑤引导学生课外进行自主学习。

（杨世民）

第二章 | 药品监督管理

一、本章学习要点

本章介绍了药品及其管理分类,药品监督管理,药品标准与药品质量监督检验,国家基本药物制度,药品分类管理,药品不良反应报告和监测的管理。主要内容为:

1. 药品,是指用于预防、治疗、诊断人的疾病,有目的地调节人的生理功能并规定有适应证或者功能主治、用法和用量的物质,包括中药材、中药饮片、中成药、化学原料药及其制剂、抗生素、生化药品、放射性药品、血清、疫苗、血液制品和诊断药品等。

2. 药品管理的分类:①传统药和现代药;②处方药和非处方药;③新药、仿制药、医疗机构制剂;④国家基本药物、医疗保险用药、新农合用药;⑤特殊管理的药品。

3. 药品质量特性

(1)有效性,是指在规定的适应证、用法和用量的条件下,能够满足预防、治疗、诊断人的疾病,有目的地调节人的生理功能的要求。

(2)安全性,是指按规定的适应证和用法、用量使用药品后,人体产生毒副作用的程度。

(3)稳定性,是指在规定的条件下,药品保持其有效性和安全性的能力。

(4)均一性,是指药物制剂的每一单位产品都符合有效性、安全性的规定要求。

4. 药品具有的商品特征:生命关联性、高质量性、公共福利性、高度的专业性、品种多、产量有限等。

5. 药品监督管理是指国家授权的行政机关,依法对药品、药事组织、药事活动、药品信息进行管理和监督;另一方面也包括司法、检察机关、药事法人和非法人组织、自然人对管理药品的行政机关和公务员的监督。

药品监督管理属于国家行政,具有法律性和双重性。其作用为:保证药品质量;促进新药研究开发;提高制药工业的竞争力;规范药品市场、保证药品供应;为合理用药提供保证。

6. 国家药品标准,是指国家食品药品监督管理局颁布的《中华人民共和国药典》、药品注册标准和其他药品标准,其内容包括质量指标、检验方法以及生产工艺等技术要求。《中国药典》由凡例、正文、附录组成。

7. 药品质量监督检验是指国家药品检验机构按照国家药品标准对需要进行质量监督的药品进行抽样、检查和验证并发出相关结果报告的药物分析活动。具有公正性、权威性、仲裁性,类别包括抽查检验、注册检验、委托检验、指定检验。药品质量抽查检验的结果通过药品质量公告予以发布。

8. 国家基本药物制度是对基本药物的遴选、生产、流通、使用、定价、报销、监测评价等环节实施有效管理的制度,与公共卫生、医疗服务、医疗保障体系相衔接。基本药物是指适应基本医疗卫生需求,剂型适宜、价格合理、能够保障供应、公众可公平获得的药品。

基本药物遴选原则为:防治必需、安全有效、价格合理、使用方便、中西药并重、基本保障、临床首选、基层能够配备。

9. 处方药和非处方药分类管理的作用为:保证人们用药安全有效、提供控制药品费用的依据、提高药品监管水平、促进新药开发。

10. 我国的处方药包括 11 类,必须凭医师处方销售、购买和使用,其中麻醉药品、第一类精神药品、放射性药品、终止妊娠药品、疫苗、药品类易制毒化学品等不得在药店零售。

根据药品的安全性将非处方药分为甲、乙两类,甲类非处方药的安全性低于乙类非处方药。每类又可分为化学药、中成药,均分为 7 个治疗类别。SFDA 负责非处方药目录的遴选、审批、发布和调整工作。非处方药的遴选原则为:应用安全、疗效确切、质量稳定、使用方便。

11. 药品不良反应(ADR)是指合格药品在正常用法、用量下出现的与用药目的无关的或意外的有害反应。新的 ADR 是指药品说明书中未载明的不良反应。严重的 ADR 包括 5 种情形。实施 ADR 报告和监测制度是为了及时发现新的、严重的 ADR,以便国家加强管理、避免不良反应的重复发生,保护公众用药安全。

12. 国家鼓励有关单位和个人报告 ADR,实行逐级、定期报告 ADR 的制度,必要时可以越级报告,并且规定了卫生行政部门,药品监管部门,生产、经营、使用单位对 ADR 报告、监测、管理的职责。应当对药品引起的不良反应进行分析、评价,控制严重 ADR 的重复发生。

二、复　习　题

(一) A 型选择题(最佳选择题)备选答案中只有一个最佳答案。

1. 药品的质量特性包括(　　　)
   A. 有效性、安全性、稳定性　　　　B. 有效性、稳定性、均一性
   C. 安全性、稳定性、均一性　　　　D. 有效性、安全性、均一性
   E. 有效性、安全性、稳定性、均一性

2. 以下所列的哪一项不是特殊管理药品(　　　)
   A. 麻醉药品、精神药品　　　　B. 医疗用毒性药品、肽类激素
   C. 放射性药品、麻黄素　　　　D. 治疗类疫苗、细胞毒性药品
   E. 药品类易制毒化学品

3. 药品监督管理属于国家行政,具有(　　　)
   A. 法规性、双重性　　　　B. 法律性、双重性
   C. 法律性、二重性　　　　D. 规制性、双重性
   E. 法律性、多重性

4.《中国药典》(2010 年版)于(　　)起执行

    A. 2010 年 1 月 1 日　　　　　　　　　B. 2010 年 5 月 1 日

    C. 2010 年 7 月 1 日　　　　　　　　　D. 2010 年 10 月 1 日

    E. 2010 年 12 月 1 日

5. 药品质量监督检验的指定检验包括(　　)

    A. 进出口检验、生物制品批签发检验

    B. 进出口检验、生物制品批检验

    C. 口岸检验、生物制品批签发检验

    D. 进口检验、生物制品批签发检验

    E. 口岸检验、生物制品批指定检验

6. 基本药物是适应基本医疗卫生需求、(　　)、公众可公平获得的药品

    A. 剂量适宜、价格合理、能够保障生产

    B. 剂型适宜、价格合理、能够保障供应

    C. 剂型适宜、价格可控、能够保障生产

    D. 剂量适宜、价格低廉、能够保障供应

    E. 剂型适宜、价格合适、能够保障生产

7. 国家对基本药物目录实行(　　)，原则上(　　)调整一次

    A. 常态管理，1 年　　　　　　　　　B. 动态管理，2 年

    C. 动态管理，3 年　　　　　　　　　D. 常态管理，4 年

    E. 动态管理，5 年

8. 药品分类管理的首要作用是确保(　　)

    A. 用药有效　　　　　　　　　　　　B. 用药安全

    C. 用药经济　　　　　　　　　　　　D. 用药及时

    E. 用药方便

9. 国家规定允许药品零售企业零售的药品是(　　)

    A. 麻醉药品　　　　　　　　　　　　B. 终止妊娠药品

    C. 疫苗　　　　　　　　　　　　　　D. 第二类精神药品

    E. 蛋白同化制剂

10. 药品不良反应是指合格药品在(　　)

    A. 正常用法用量下出现的与用药目的相关的毒副作用

    B. 正常用量长期使用出现的慢性毒性或中毒反应

    C. 正常用量下自我治疗过程中出现的与用药目的无关的有害反应

    D. 正常用法、用量下出现的与用药目的无关的或意外的有害反应

    E. 正常用法、用量下出现的与用药目的无关的或意料中的有害反应

　　(二) B 型选择题(配伍选择题)备选答案在前，试题在后。每组若干题，每组题均对应同组备选答案，每题只有一个正确答案。每个备选答案可重复选用，也可不选用。

[1~4 题]

    A. 医疗保险用药　　　　　　　　　　B. 国家基本药物

    C. 新农合用药   D. 特殊管理药品

    E. 仿制药

1. 通过国家、省级的药品目录来确定( )品种

2. 由各省级卫生行政部门调整和制定全省统一的( )报销药物目录

3. 精神药品属于( )

4. ( )必须与原研药具有治疗等效性

[5~7题]

    A. 基本药物遴选原则   B. 中西药并重和价格较合理

    C. 我国疾病谱变化   D. 科学、公正、公开、透明

    E. 科学、公开、公正、公平

5. "防治必需、安全有效、价格合理、使用方便"是( )

6. "中西药并重、基本保障、临床首选、基层能够配备"是( )

7. 基本药物目录调整应当坚持( )

[8~10题]

    A. 白底红字   B. 红底白字

    C. 绿底白字   D. 甲类、乙类

    E. "甲类"或"乙类"

8. 甲类非处方药为( )图案

9. 乙类非处方药为( )图案

10. 单色印刷时,非处方药专用标识下方必须标示( )字样

[11~14题]

    A. 及时报告   B. 立即报告   C. 3日内报告

    D. 15日内报告   E. 1个月内报告

11. 发现新的或严重的ADR应于发现之日起( )

12. 发现严重ADR的死亡病例须( )

13. 省级ADR监测中心对新的或严重的ADR报告应当核实,并于接到报告之日起( )

14. 发现药品群体不良反应应当( )

（三）X型选择题（多项选择题）每题的备选答案中有2个或2个以上的正确答案。

1. 药品的商品特征有( )

    A. 生命关联性   B. 高质量性

    C. 公共福利性   D. 高度专业性

    E. 品种多、产量高

2. 药品监督管理的行政行为的合法要件有( )

    A. 符合法定管辖权的规定   B. 符合法定内容

    C. 正当程序   D. 法定形式

    E. 法定条件

3. 国家基本药物制度对基本药物管理的环节有( )

A. 遴选　　　B. 生产　　　C. 供应　　　D. 定价　　　E. 报销

4. 根据国家有关非处方药管理的规定，下列表述正确的有（　　　）

A. 必须在非处方药的包装、标签和说明书上醒目地印制相应的警示语或忠告语

B. 消费者有权自主选购非处方药，无须按标签或说明书所示内容使用

C. 卫生部组织遴选并公布非处方药药品目录

D. 非处方药的包装上必须印有 SFDA 规定的非处方药专用标识

E. 经营甲类非处方药的企业必须取得《药品经营许可证》、《药品 GSP 证书》

（四）判断题　正确的画(√)，错误的画(×)，并将错误之处改正。

1. 《国家基本医疗保险、工伤保险和生育保险药品目录》是 3 种保险基金支付患者医疗费用和强化医疗服务管理的政策依据及标准。　　　　　　　　　　　　　（　　　）

2. 药品的有效性是在规定的条件下使用能够满足防治、诊断疾病及调节人的生理功能的要求。　　　　　　　　　　　　　　　　　　　　　　　　　　　　（　　　）

3. 药品监督管理是国家药品监督管理部门依法对药品、药事组织及其活动、药品价格等进行管理和监督。　　　　　　　　　　　　　　　　　　　　　　　（　　　）

4. 省级药品抽验以评价抽验为主，国家药品抽验以监督抽验为主。　（　　　）

5. 卫生部从 2011 年 3 月 1 日起对基本药物进行全品种电子监管。　（　　　）

6. 基本药物的生产供应实行全国集中网上公开招标，由招标选择药品生产企业。
　　　　　　　　　　　　　　　　　　　　　　　　　　　　　　　（　　　）

7. 根据国家规定，药品生产企业、药品经营企业不得以任何方式直接向患者推荐、销售甲类非处方药。　　　　　　　　　　　　　　　　　　　　　　　　（　　　）

8. 非处方药说明书中应当列出主要活性成分或者组方中的主要中药药味以及所用的主要辅料名称。　　　　　　　　　　　　　　　　　　　　　　　　　（　　　）

9. 进口药品自首次获准进口 3 年内，报告该药品发生新的或严重的不良反应。
　　　　　　　　　　　　　　　　　　　　　　　　　　　　　　　（　　　）

10. 卫生行政部门对突发、群发、影响较大并造成严重后果的药品不良反应组织调查、确认和处理。　　　　　　　　　　　　　　　　　　　　　　　　　（　　　）

（五）问答题

1. 什么是药品？药品管理的分类有哪些？

2. 简述药品的质量特性。

3. 简述药品监督管理的含义和作用。

4. 药品监督管理的行政行为有哪些？

5. 药品质量监督检验的概念、性质、分类如何？

6. 简述基本药物的含义及国家基本药物目录遴选原则，目录制定程序如何？

7. 如何对基本药物生产、经营、使用进行监督管理？

8. 简述药品分类管理的意义和作用。

9. 何谓严重药品不良反应？

三、参考答案

（一）A 型选择题

1. E　　2. D　　3. B　　4. D　　5. C　　6. B　　7. C　　8. B　　9. D　　10. D

（二）B 型选择题

1. A　　2. C　　3. D　　4. E　　5. A　　6. A　　7. D　　8. E　　9. C　　10. E

11. D　　12. A　　13. C　　14. B

（三）X 型选择题

1. ABCD　　　2. ABCD　　　3. ABDE　　　4. ADE

（四）判断题

1. （×）应为：《国家基本医疗保险、工伤保险和生育保险药品目录》是 3 种保险基金支付参保人员药品费用和强化医疗保险医疗服务管理的政策依据及标准。

2. （×）应为：药品的有效性是在规定的适应证、用法和用量的条件下，能够满足预防、治疗、诊断人的疾病，有目的地调节人的生理功能的要求。

3. （×）应为：药品监督管理是国家授权的行政机关，依法对药品、药事组织、药事活动、药品信息进行管理和监督。

4. （×）应为：省级药品抽验以监督抽验为主，国家药品抽验以评价抽验为主。

5. （×）应为：国家食品药品监督管理局从 2011 年 4 月 1 日起对基本药物进行全品种电子监管。

6. （×）应为：基本药物的生产供应实行省级集中网上公开招标，由招标选择药品生产企业。

7. （×）应为：根据国家规定，药品生产企业、药品经营企业不得以任何方式直接向患者推荐、销售处方药。

8. （×）应为：非处方药说明书中应当列出全部活性成分或者组方中的全部中药药味以及所用的全部辅料名称。

9. （×）应为：进口药品自首次获准进口 5 年内，按程序报告该进口药品所有 ADR，并每年汇总报告一次。

10. （×）应为：国家食品药品监督管理局对突发、群发、影响较大并造成严重后果的药品不良反应组织调查、确认和处理。

（五）问答题

1. 药品，是指用于预防、治疗、诊断人的疾病，有目的地调节人的生理功能并规定有适应证或者功能主治、用法和用量的物质，包括中药材、中药饮片、中成药、化学原料药及其制剂、抗生素、生化药品、放射性药品、血清、疫苗、血液制品和诊断药品等。

药品管理的分类有：①传统药和现代药；②处方药和非处方药；③新药、仿制药、医疗机构制剂；④国家基本药物、医疗保险用药、新农合用药；⑤特殊管理的药品。

2. 药品的质量特性包括：①有效性，是指在规定的适应证、用法和用量的条件下，能满足预防、治疗、诊断人的疾病，有目的地调节人的生理功能的要求。②安全性，是指按规定的适应证和用法、用量使用药品后，人体产生毒副作用的程度。③稳定性，是指在规定的条件下,药品保持其安全性和有效性的能力。④均一性,是指药物制剂的每一单位产品都符合有效性、安全性的规定要求。

3. 药品监督管理是指国家授权的行政机关,依法对药品、药事组织、药事活动、药品信息进行管理和监督;另一方面也包括司法、检察机关、药事法人及非法人组织、自然人对管理药品的行政机关和公务员的监督。

药品监督管理的作用有:①保证药品质量;②促进新药研究开发;③提高制药工业竞争力;④规范药品市场,保证药品供应;⑤为合理用药提供保证。

4. 药品监督管理的行政行为有:①组织贯彻实施《药品管理法》及有关行政法规;②审批确认药品,实行药品注册制度;③准予生产、经营药品和配制医疗机构制剂,实行许可证制度;④监督管理药品信息,实行审批制度;⑤严格控制特殊管理的药品,确保人们用药安全;⑥对上市药品组织调查,进行再审查、再评价,实行药品不良反应报告制度;⑦行使监督权,实施法律制裁。

5. 药品质量监督检验是指国家药品检验机构按照国家药品标准对需要进行质量监督的药品进行抽样、检查和验证,并发出相关结果报告的药物分析活动。

药品质量监督检验具有以下性质:①公正性;②权威性;③仲裁性。

药品质量监督检验的分类:①抽查检验;②注册检验;③委托检验;④指定检验。

6. 基本药物是指适应基本医疗卫生需求,剂型适宜,价格合理,能够保障供应,公众可公平获得的药品。

国家基本药物目录遴选原则为:防治必需、安全有效、价格合理、使用方便、中西药并重、基本保障、临床首选、基层能够配备。

制定国家基本药物目录的程序包括5个步骤:①成立专家组;②形成备选目录;③形成目录初稿;④征求意见;⑤审核发布。

7. 基本药物生产、经营、使用管理的要点有:

(1)生产管理:基本药物招标定点生产,政府主办的医疗卫生机构使用的基本药物,由省级政府指定的机构公开招标采购,实行省级集中网上公开招标,由招标选择药品生产企业;国家食品药品监督管理局对基本药物进行全品种电子监管。

(2)经营、配送管理:省级集中网上公开招标,选择具有现代物流能力的药品经营企业或具备条件的其他企业统一配送基本药物。

(3)价格管理:国家发展与改革委员会制定基本药物全国零售指导价格。

(4)使用管理:按照国家规定落实相关政府补助政策,建立基本药物优先及合理使用制度。政府主办的基层医疗卫生机构全部配备和使用国家基本药物。

8. 药品分类管理的意义和作用有:

(1)保证人们用药安全有效:分类管理的目的是保证人们用药安全、有效、方便、及时。分类管理的首要作用是确保用药安全。

(2)提供控制药品费用的依据:从处方药中遴选医疗保险报销药品,即确保医疗必需的用药,也可控制医药费用的快速增长,维持医疗保障制度的正常运行。

(3)提高药品监管水平:按处方药和非处方药实施药品质量监督,管理目标清晰,分类管理要求各异,可进行科学的高效管理。药品分类管理是国际普遍的做法,做好分类管理有利于国家间人员交往、交流经验。

(4)促进新药开发:企业可根据药品分类要求,明确开发药品的目标,生产市场需要的产品,尤其是适用于大众自我药疗的新产品,以及继承、整理提高传统药,促进药品的进出口贸易。

9. 严重药品不良反应是指因使用药品引起以下损害情形之一的反应:①引起死亡;②致癌、致畸、致出生缺陷;③对生命有危险并能够导致人体永久的或显著的伤残;④对器官功能产生永久损伤;⑤导致住院或住院时间延长。

（周延安）

第三章 | 药事组织

一、本章学习要点

本章介绍了我国药事组织的类型及其职责,美国、日本和世界卫生组织药品管理组织机构,重点介绍了我国药品监督管理行政机构和技术机构的组织体系及其职责,主要内容为:

1. 药事组织是指为了实现药学的社会任务,经由人为的分工形成的各种形式的药事组织机构,以及药事组织内部、外部相互协作的关系。

2. 药事组织的基本类型有:①药品生产、经营组织;②医疗机构药房组织;③药学教育、科研组织;④药品管理行政组织;⑤药事社团组织。

3. 药品管理行政组织是指政府机构中管理药品和药学企事业组织的行政机构。其功能是代表国家对药品和药学企事业组织进行监督控制,以保证国家意志的贯彻执行。

4. 药学教育组织的主要功能是教育,是为了维持和发展药学事业培养药师、药学家、药学工程师、药学企业家和药事管理干部。

5. 药事社团组织(药学会)是药学企事业组织与政府机构联系的纽带,发挥了协助政府管理药事的作用。其功能是行业、职业的管理。

6. 药事管理体制,是指在一定社会制度下药事工作的组织方式、管理制度和管理方法;是国家机关、企业和事业单位管理权限划分的制度;是药事组织运行机制的制度。

7. 药品监督管理行政机构包括国家药品监督管理部门;省、自治区、直辖市药品监督管理部门;市、县食品药品监督管理机构。药品监督管理的技术机构包括药品检验机构、药典委员会、中药品种保护审评委员会、药品审评中心、药品评价中心、药品认证管理中心等。

8. 国家食品药品监督管理局负责对药品的研制、生产、流通、使用进行行政监督和技术监督;负责食品、保健品、化妆品安全管理的综合监督、组织协调和依法组织开展对重大事故的查处工作;负责保健品的审批。

9. 国家食品药品监督管理局负责药品管理的业务机构有:药品注册司;药品安全监管司;稽查局;政策法规司。

10. 省级药品监督管理部门负责辖区内药品监督管理工作,综合监督食品、保健品、化妆品安全管理。

11. 药品监督管理的相关部门包括卫生行政部门;中医药管理部门;发展和改革宏观调控部门;人力资源和社会保障部门;工商行政管理部门;工业和信息化管理部门;商务管理部门和海关等。

12. 中国药学会(http://www.cpa.org.cn/)是中国科学技术协会的团体会员,是由全国药学科学技术工作者自愿组成并依法登记成立的学术性、公益性、非营利性的法人社会团体,是党和政府联系药学科学技术工作者的桥梁和纽带,是国家推动药学科学技术和民族医药事业健康发展,为公共健康服务的重要力量。

13. 药学协会主要有中国医药企业管理协会(http://www.cpema.org/);中国化学制药工业协会(http://www.cpia.info/);中国非处方药物协会(http://www.cnma.org.cn/);中国医药商业协会(http://www.capc.org.cn/);中国中药协会(http://www.catcm.org.cn/);中国医药教育协会(http://www.cmea.net.cn/);中国执业药师协会(http://www.clponline.cn/)。

二、复习题

(一) A 型选择题(最佳选择题)备选答案中只有一个最佳答案。

1. 国家食品药品监督管理局的英文缩写为( )
   A. SDA　　　B. FDA　　　C. CDA　　　D. SFDA　　　E. CFDA

2. 我国省级以下食品药品监督管理体制为( )
   A. 实行垂直管理
   B. 地方政府分级管理
   C. 省市统筹管理
   D. 市级食品药品监督管理机构可以独立地履行职责
   E. 县级食品药品监督管理机构可以独立地履行职责

3. 中国药学会是全国药学科学技术工作者组成的社会团体,具有( )
   A. 学术性、公益性、专业性　　　　　　B. 公益性、全国性、专业性
   C. 学术性、公益性、非营利性　　　　　D. 全国性、专业性、非营利性
   E. 全国性、学术性、公益性

4. 中国执业药师协会成立的时间为( )
   A. 2000 年 2 月　　　　B. 2001 年 2 月　　　　C. 2002 年 2 月
   D. 2003 年 2 月　　　　E. 2004 年 2 月

5. "FIP"的中文名称为( )
   A. 中国药学会　　　　　　　　　　　B. 国际药学联合会
   C. 国际药物化学联合会　　　　　　　D. 国际医药教育协会
   E. 世界药学联合会

6. 国家药品监督管理部门对药品进行监督管理的环节为( )
   A. 研究、生产、经营、价格　　　　　B. 研究、生产、广告、价格
   C. 生产、经营、使用、价格　　　　　D. 研究、生产、经营、使用
   E. 生产、经营、广告、价格

7. 截止到 2009 年底,全国设置药学类专业的普通高等学校共有( )
   A. 463 所　　　B. 480 所　　　C. 493 所　　　D. 520 所　　　E. 567 所

8. 国家药典委员会组成人员包括( )
   A. 主任委员、副主任委员、执行委员

B. 主任委员、副主任委员、委员

C. 主任委员、副主任委员、执行委员、委员

D. 主任委员、副主任委员、荣誉委员、执行委员

E. 主任委员、副主任委员、委员、荣誉委员

9. 负责建立国家基本药物制度,制定国家药物政策的部门是( )

A. 中医药管理部门 B. 卫生行政部门

C. 国家食品药品监督管理部门 D. 国家发展和改革宏观调控部门

E. 工业和信息化管理部门

10. 国家食品药品监督管理局药品审评中心组织对( )

A. 药品注册申请进行初审 B. 药品注册申请进行复审

C. 药品注册申请进行评价 D. 药品注册申请进行初审和复审

E. 药品注册申请进行技术审评

(二) B 型选择题(配伍选择题)备选答案在前,试题在后。每组 2~4 题,每组题均对应同一组备选答案,每个备选答案可以重复选用,也可以不选用。

[1~4 题]

A. 国家药典委员会

B. 国家中药品种保护审评委员会

C. 国家食品药品监督管理局药品审评中心

D. 国家食品药品监督管理局药品评价中心

E. 国家食品药品监督管理局药品认证管理中心

1. 负责对已有国家药品标准的化学药品的注册申请进行技术审评的机构是( )

2. 承担药品不良反应监测等技术工作及相关业务组织工作的机构是( )

3. 承担非处方药目录制定、调整的技术工作及其相关业务组织工作的机构是( )

4. 制定并修订 GLP、GCP、GMP、GAP、GSP 及其相应实施办法的机构是( )

[5~8 题]

A. 中国食品药品检定研究院 B. 省级药品检验所

C. 市(地)级药品检验所 D. 县级药品检验所

E. 口岸药品检验所

5. 承担药品、生物制品、医疗器械注册检验的机构是( )

6. 提供本辖区药品质量公报所需的技术数据和质量分析报告的机构是( )

7. 对有关药品、生物制品注册标准进行实验室复核并提出复核意见的机构是( )

8. 负责本辖区药品生产、经营、使用单位的药品检验和技术仲裁的机构是( )

[9~12 题]

A. 药品注册司的职责 B. 安全监管司的职责

C. 稽查局的职责 D. 医疗器械监管司的职责

E. 人事司的职责

9. 负责直接接触药品的包装材料和容器监管的是( )

10. 依法监管麻醉药品、精神药品的是( )

11. 负责药品再评价和淘汰药品审核工作的是( )

12. 定期发布国家药品质量公告和抽验结果的是（ ）

[13~15 题]

    A. 卫生行政部门   B. 中医药管理部门

    C. 发展与改革宏观调控部门   D. 工商行政管理部门

    E. 工业和信息化管理部门

13. 承担中药材生产扶持项目管理和国家药品储备管理工作的部门是（ ）

14. 负责药品广告监管与处罚的部门是（ ）

15. 依法制定和调整药品政府定价目录的部门是（ ）

（三）X 型选择题（多项选择题）**每题的备选答案中有 2 个或 2 个以上的正确答案。**

1. 国家药品监督管理部门中负责药品管理的业务机构为（ ）

    A. 药品注册司   B. 稽查局   C. 医疗器械司

    D. 药品安全监管司   E. 药品监督司

2. 国家药品监督管理部门负责药品管理的主要职责包括（ ）

    A. 负责药品注册和监督管理

    B. 负责医药品的战略储备

    C. 组织实施《执业药师资格制度暂行规定》

    D. 负责医药行业的统计、信息工作

    E. 组织培训药品监督管理干部

3. 药事组织的基本类型有（ ）

    A. 药品生产、经营组织   B. 医疗机构药房组织

    C. 药学教育组织   D. 药品管理行政机构

    E. 药事社团组织

4. 世界卫生组织设置的主要机构有（ ）

    A. 世界卫生大会   B. 麻醉药品管理委员会

    C. 执行委员会   D. 秘书处

    E. 食品药品管理局

5. 国家药典委员会执行委员会的任务和职责为（ ）

    A. 审议修订国家药典委员会章程

    B. 审定新版《中国药典》设计方案

    C. 审定《中国药典》收载品种的编纂原则

    D. 确定国家药品标准的审订原则

    E. 负责各专业委员会之间的工作协调和统一

（四）判断题   正确的画（√），错误的画（×），并将错误之处改正。

1. 药品检验机构为同级药品监督管理机构的直属事业单位，承担依法实施药品审批和药品质量监督检查所需的药品检验工作。   （ ）

2. 美国联邦政府卫生与人类服务部下设的食品药品管理局负责全国食品、人用药品（不包括兽用药品）的监督管理工作。   （ ）

3. 我国药品监督管理部门负责医疗机构麻醉药品和精神药品的管理工作。( )

4. 人力资源和社会保障部门的职责之一是组织拟订定点医疗机构、药店的医疗保险服务和生育保险服务的管理、结算办法及支付范围等。( )

5. "药事组织"具有广义和狭义的含义。狭义的药事组织是指：为了实现药学社会任务所提出的目标，经由人为的分工形成的各种形式的组织机构的总称。( )

6. 日本药品和药事监督管理层次分为中央级、都道府县级和市町村级三级。权力集中于中央政府厚生省药务局，地方政府为贯彻执行部门。( )

7. 医疗机构药房组织的基本特征是直接给患者供应药品和提供药学服务，重点是用药的质量及合理性而不是为营利进行自主经营。( )

8. 工商行政管理部门负责监督药品广告并处罚发布虚假违法药品广告的行为。

( )

9. 药品监督管理部门负责医疗机构中与实施药品不良反应报告制度有关的管理工作。( )

10. "负责药品再评价和淘汰药品的审核工作；建立和完善药品不良反应监测制度"是 SFDA 药品注册司的工作职责。( )

（五）问答题

1. 省级药品监督管理部门负责药品监督管理的主要职责是什么？
2. 简述 SFDA 药品认证管理中心的主要职责。
3. 简述 SFDA 药品评价中心的主要职责。
4. 中国药学会的主要业务是什么？
5. 美国食品药品管理局（FDA）监督管理药品的工作有哪些？
6. 简述 WHO 管理药品的主要工作。
7. 卫生行政部门负责与药品有关的监督管理工作的职责有哪些？
8. 简述我国药品监督管理行政机构的设置。

三、参考答案

（一）A 型选择题
1. D　　2. B　　3. C　　4. D　　5. B　　6. D　　7. E　　8. C　　9. B　　10. E
（二）B 型选择题
1. C　　2. D　　3. D　　4. E　　5. A　　6. B　　7. A　　8. B　　9. A　　10. B
11. B　　12. C　　13. E　　14. D　　15. C
（三）X 型选择题
1. ABD　　　2. ACE　　　3. ABCDE　　　4. ACD　　　5. CDE
（四）判断题
1.（√）
2.（×）应为：美国联邦政府卫生与人类服务部下设的食品药品管理局负责全国食品、人用药品、兽用药品、医疗器械用品、化妆品等的监督管理。
3.（×）应为：卫生行政部门负责医疗机构麻醉药品和精神药品的管理工作。

4.（√）

5.（√）

6.（√）

7.（√）

8.（√）

9.（×）应为：卫生行政部门负责医疗机构中与实施药品不良反应报告制度有关的管理工作。

10.（×）应为："组织实施药品分类管理制度,审定并公布非处方药物目录,制定国家基本药物目录"是 SFDA 药品注册司的工作职责。

（五）问答题

1. 省级药品监督管理部门负责辖区内药品的监督管理工作,主要职责有以下 8 个方面:①在辖区内执行《药品管理法》、《药品管理法实施条例》及相关的行政法规、规章。②核发《药品生产许可证》、《药品经营许可证》、《医疗机构制剂许可证》;组织 GMP、GSP 认证。③依法对申报药物的研制情况及条件进行核查,对药品注册申报资料的完整性、规范性和真实性进行审核,并组织对试制的样品进行检验。④对辖区内药品和特殊管理药品的生产、经营、使用进行监督及监督抽验。⑤审批药品广告、核发药品广告批准文号。⑥对辖区内违反《药品管理法》及相关法规的行为进行调查,决定行政处罚。⑦负责实施执业药师注册和管理,协助有关部门做好执业药师资格考试工作。⑧指导市、县药品的监督管理、应急、稽查和信息化建设工作。

2. SFDA 药品认证管理中心的主要职责是:①参与制定、修订 GLP、GCP、GMP、GSP、GAP 及其相应的实施办法。②对依法向国家食品药品监督管理局申请 GMP 认证的药品、医疗器械生产企业、GAP 认证的企业（单位）和 GCP 认定的医疗机构实施现场检查等相关工作。受国家食品药品监督管理局委托,对药品研究机构组织实施 GLP 现场检查等相关工作。③受国家食品药品监督管理局委托,对有关取得认证证书的单位实施跟踪检查和监督抽查;负责对省（自治区、直辖市）食品药品监督管理局药品认证机构的技术指导;协助国家食品药品监督管理局依法开展医疗器械 GMP 的监督抽查等相关工作。④负责药品 GMP 认证检查员库及其检查员的日常管理工作,承担对药品、医疗器械认证检查员的培训、考核和聘任的具体工作,组织有关企业（单位）的技术及管理人员开展 GLP、GCP、GMP、GAP、GSP 等规范的培训工作。⑤承担进口药品 GMP 认证及国际药品认证互认的具体工作。开展药品认证的国内、国际学术交流活动。

3. SFDA 药品评价中心的主要职责是:①承担国家基本药物目录制定、调整的技术工作及其相关业务组织工作。②承担非处方药目录制定、调整的技术工作及其相关业务组织工作。③承担药品再评价和淘汰药品的技术工作及其相关业务组织工作。④承担全国药品不良反应监测的技术工作及其相关业务组织工作,对省、自治区、直辖市药品不良反应监测中心进行技术指导。⑤承担全国医疗器械上市后不良事件检测和再评价的技术工作及其相关业务组织工作,对省、自治区、直辖市医疗器械不良事件监测机构进行技术指导。

4. 中国药学会的主要业务是:①开展药学科学技术的国内外学术交流;编辑、出版、发行药学学术期刊、书籍;发展与世界各国或地区药学学术或相关团体、药学科学技术工作者的友好交往与合作。②举荐药学人才,表彰、奖励在科学技术活动中取得优异成绩的药学科学技术工作者。③开展对会员和药学科学技术工作者的继续教育与培训等工作。④组织开展药学以及相关学科的科学技术知识普及与宣传，开展医药产品展示，提供医药技术服务与推广科研成果转化等活动。⑤反映会员和药学科学技术工作者的意见和要求，维护会员和药学科学技术工作者的合法权益。⑥接受政府委托，承办有关药学发展、药品监督管理等有关事项，组织会员和药学科学技术工作者参与国家科学论证和科学技术咨询。⑦举办为会员服务的事业和活动。⑧依法兴办符合本会业务范围的事业与企业单位。

5. FDA 监督管理药品的主要工作包括：新药审批注册，GLP 认证，药品生产企业登记注册，GMP 认证，进出口药品管理，对抗生素等的管理，对药厂、药品的监督检查，对假劣药及违标药进行调查取证、查封，对违反《联邦食品、药品、化妆品法》和相关法规的违法犯罪行为向法院起诉等。

6. WHO 对药品管理的主要工作包括：①制定药物政策和药物管理规划：要求各国采取行动，选择、供应和合理使用基本药物。②药品质量控制：编辑和出版国际药典；主持药品的统一国际命名以避免药品商品名称的混乱；出版《药物情报》，通报有关药品功效和安全的情报。③生物制品：制定国际标准和控制质量，通过其合作中心向会员国提供抗生素、抗原、抗体、血液制剂、内分泌制剂的标准品，支持改进现有疫苗和研制新的疫苗。④药品质量管理：制定《药品生产质量管理规范》(简称 WHO 的 GMP)，《国际贸易药品质量认证体制》(简称 WHO 的认证体制)，建议并邀请各会员国实施和参加。

7. 卫生行政部门负责与药品有关的监督管理工作的职责包括：制定药品、医疗器械规章，依法制定有关标准和技术规范；建立国家基本药物制度，制定国家药物政策；制定中医药事业的发展规划，制定有关规章和政策；审批与吊销医疗机构执业证书；负责医疗机构麻醉药品和精神药品的管理；负责医疗机构中与实施药品不良反应报告制度相关的管理工作。

8. 我国药品监督管理行政机构的设置为：①国家药品监督管理部门：即国家食品药品监督管理局，主管全国药品监督管理工作。②省、自治区、直辖市药品监督管理部门：省级药品监督管理部门是省级人民政府的工作机构，由同级卫生部门管理，履行法定的药品监督管理职能，业务接受上级主管部门和同级卫生部门的组织指导和监督。③市、县食品药品监督管理机构：市、县食品药品监督管理机构作为同级政府的工作机构，保证其相对独立地依法履行职责，保证其对消费环节食品安全和药品研究、生产、流通、使用全过程的有效监管。

(杨世民)

第四章 | 药学技术人员管理

一、本章学习要点

本章介绍了药学技术人员的概念和配备依据，药师的定义和类别，药师的功能，药师法规，我国《执业药师资格制度暂行规定》和药学职业道德。主要内容为：

1. 药学技术人员是指取得药学类专业学历，依法经过国家有关部门考试考核合格，取得专业技术职务证书或执业药师资格，遵循药事法规和职业道德规范，从事与药品的生产、经营、使用、科研、检验和管理有关实践活动的技术人员。包括药师、执业药师、临床药师等。

2. "药师"是指受过高等药学教育或在医疗预防机构、药事机构和制药企业从事药品调剂、制备、检定和生产等工作并经卫生部门审查合格的高级药学人员。

"执业药师"是指经全国统一考试合格，取得《执业药师资格证书》并经注册登记，在药品生产、经营、使用单位中执业的药学技术人员。

3. 药师的功能主要包括：①药学专业性功能；②药学基本技术功能；③行政、监督和管理的功能；④企业家功能。具体内容涉及：①药房药师的功能；②从事药物研究开发工作的药师功能；③药品生产企业药师的功能；④药师行政管理方面的功能。

4. 药师法的主要内容包括：获得许可，取得执照才能执业；药师资格条件；考试；业务；罚则等方面的内容。

5. 我国执业药师的基本准则：执业药师必须遵守职业道德，忠于职守，以对药品质量负责、保证人民用药安全有效为基本准则。

执业药师必须严格执行《药品管理法》及相关法规、政策，对违法行为或决定，有责任提出劝告制止、拒绝执行或向上级报告。

执业药师在执业范围内负责对药品质量的监督和管理，参与制定、实施药品全面质量管理及对本单位违反规定的处理。

执业药师负责处方的审核及监督调配，提供用药咨询与信息，指导合理用药，开展药物治疗的监测及药品疗效的评价等临床药学工作。

6. 药学职业道德原则可以概括表述为：保证药品质量，保障人体用药安全，维护人们用药的合法权益，实行人道主义，全心全意为人民身心健康服务。

药学职业道德的具体原则表现为：质量第一原则、不伤害原则、公正原则、尊重原则。

7. 药学道德规范的特点：现实性与理想性的统一、一般性与特殊性的统一、实践性与理论性的统一、普遍性和先进性的统一。

药学道德规范的作用：是进行药学道德评价的直接尺度，是进行药德修养的主要内容，是实施依法生产、经营、管理药品的保证。

药师道德规范的主要内容：药师与患者及其家属的关系；药师与共事的药师、医师、护士之间的关系；药师与社会的关系。

8. 中国执业药师道德准则：救死扶伤，不辱使命；尊重患者，平等相待；依法执业，质量第一；进德修业，珍视声誉；尊重同仁，密切协作。

9. 药品生产的道德要求：保证生产、质量第一、保护环境、规范包装。

药品经营的道德要求：诚实守信，确保药品质量、依法销售，诚信推广、指导用药，做好药学服务。

医院药学工作中的道德要求：精心调剂，耐心指导、精益求精，确保质量、维护患者利益，提高生命质量。

二、复　习　题

（一）A 型选择题（最佳选择题）备选答案中只有一个最佳答案。

1. 医疗机构审核和调配处方的人员必须是（　　）
    A. 执业药师或其他依法经过资格认定的药学技术人员
    B. 主任药师以上技术职称的人
    C. 主管药师以上技术职称的人
    D. 执业药师
    E. 依法经过资格认定的药学技术人员

2. 以下属于执业药师的责任是（　　）
    A. 执业药师在执业范围内负责对药品质量的监督和管理
    B. 承担药品生产过程中的质量控制和检验等技术工作
    C. 指导其技术助理和药学实习生的药学技术业务工作
    D. 对于技术精湛、行为高尚的执业药师应受到有关方面的表彰和奖励
    E. 掌握常见疾病的药物治疗方案设计与评价方法

3. 不属于药学技术人员对社会的职业道德规范的是（　　）
    A. 药师有服务于个人、社区和社会的义务
    B. 药师应加入以发展药学事业为目标的组织
    C. 药师应做好疾病的治疗工作
    D. 药师应处理好满足患者个人服务需求与满足社会服务需求之间的关系
    E. 药师应采取建立良好职业信誉的方法吸引顾客

4. 执业药师资格制度的性质是（　　）
    A. 职称评定制度　　　　　　　　B. 专业职称制度
    C. 执业资格制度　　　　　　　　D. 人员管理制度
    E. 执业规范制度

5. 药房药师的专业性功能不包括（　　）
    A. 收方、检查处方　　　　　　　B. 调配处方
    C. 提供专业的意见　　　　　　　D. 选择贮存的药品
    E. 新药质量标准的研究

6. 《执业药师资格制度暂行规定》明确执业药师资格注册机构为( )
    A. 国家食品药品监督管理局   B. 国家人事部
    C. 省、自治区、直辖市药品监督管理局   D. 省、自治区、直辖市人事厅(局)
    E. 省级、地市级、县级药品监督管理局

7. 《执业药师注册管理暂行办法》规定,执业药师的执业范围为( )
    A. 药品研制、药品生产、药品经营   B. 药品生产、药品经营、药品检验
    C. 药品经营、药品使用、药品检验   D. 药品生产、药品经营、药品使用
    E. 药品研制、药品经营、药品使用

8. 药品调剂配发中,药学人员的职业道德责任是( )
    A. 审方认真,调配准确无误
    B. 审方认真,调配准确无误,调剂人员与审核人核对签字
    C. 发药时,要耐心向患者讲清楚服用方法与注意事项
    D. 准确调配,耐心讲解服用方法与注意事项
    E. 审方认真,调配准确;调剂、审核人核对签字;发药时向患者耐心讲解服用方法
与注意事项

9. 执业药师的基本准则是( )
    A. 提供用药咨询与指导
    B. 对药品质量负责,保证人民用药安全有效
    C. 审核处方并监督调配
    D. 带头执行医药法规
    E. 对违反《药品管理法》的行为提出处理意见

10. 执业药师注册证书的有效期是( )
    A. 1年   B. 2年   C. 3年   D. 4年   E. 5年

(二)B型选择题(配伍选择题)备选答案在前,试题在后。每组2~4题,每组题均对应同一组备选答案,每个备选答案可以重复选用,也可以不选用。

[1~4题]
    A. 构建药品流通渠道,沟通药品供需环节
    B. 实行学分制、项目制和登记制度
    C. 执业药师、药师
    D. 药师、主管药师、副主任药师、主任药师
    E. 西药师、中药师、临床药师

1. 执业药师参加继续教育( )
2. 根据是否依法注册可分为( )
3. 药品经营企业药师( )
4. 根据职称、职务可分为( )

[5~7题]
    A. 药师的宗旨   B. 药学职业道德基本原则
    C. 药学职业道德规范   D. 药学职业准则
    E. 药学道德

5. 关爱人民健康,药师在您身边是(　　)

6. (　　)是药学领域中复杂利益关系所决定的药学行为的多种道德价值的价值导向

7. (　　)是调节医药人员与患者(及家属)的关系,与同事之间的关系,与社会的关系的行为准则

[8~10 题]

  A. 药学专业性功能   B. 药学基本技术功能

  C. 行政功能   D. 监督和管理功能

  E. 企业家功能

8. 合成、分离、提取、鉴别属于(　　)

9. 制造、生产计划和库存控制等功能是(　　)

10. 在药品使用控制方面具有认识力的、评价的和影响的功能是(　　)

[11~15 题]

  A. 我国药师的定义   B. 日本药师的规定

  C. 执业药师的定义   D. 美国药师的定义

  E. 英国药师的定义

11. 受过高等药学教育或在医疗预防机构、药事机构和制药企业从事药品调剂、制备、检定和生产等工作并经卫生部门审查合格的高级药学人员。(　　)

12. 从事药房工作的个人。(　　)

13. 药师是指领有执照,可从事调剂或独立开业的人。(　　)

14. 经全国统一考试合格,取得《执业药师资格证书》并经注册登记,在药品生产、经营、使用单位中执业的药学技术人员。(　　)

15. 得到卫生劳动大臣颁发的许可(执照);许可自厚生省大臣在药剂师名册上登记(即注册)之时起生效;药剂师主要从事调剂、提供医药品或其他药学服务的工作。(　　)

(三)X 型选择题(多项选择题)每题的备选答案中有 2 个或 2 个以上的正确答案。

1. 中国执业药师道德准则(　　)

  A. 救死扶伤,不辱使命   B. 尊重患者,平等相待

  C. 依法执业,质量第一   D. 进德修业,珍视声誉

  E. 尊重同仁,密切协作

2. 药师对患者及其家属的责任(　　)

  A. 药师必须把患者的健康和安全放在首位

  B. 药师要对患者的利益负责

  C. 药师要维护用药者的合法权益

  D. 为患者严守病历中的个人秘密

  E. 对患者一视同仁

3. 有关执业药师的说法,正确的是(　　)

  A.《执业药师资格证书》全国范围内有效

  B.《执业药师注册证》全国范围内有效

    C. 获得《执业药师资格证书》后,未经注册,也可以执业药师的身份执业

    D. 执业药师实行注册制度,执业药师在注册的执业地区、执业类别和执业范围从事相应的执业活动

    E. 执业药师只能在一个省、自治区、直辖市注册,并在一个执业单位执业

4. 申请执业药师资格注册者,必须(　　　)

    A. 再次注册,有参加继续教育的证明

    B. 取得《执业药师资格证书》

    C. 遵纪守法,遵守药师职业道德

    D. 身体健康,能坚持在执业药师岗位工作

    E. 经所在单位考核同意

5. 药品经营中的道德要求(　　　)

    A. 诚实守信,确保药品质量

    B. 依法销售,诚信推广

    C. 防止药品在流通过程中发生差错、污染、混淆和变质

    D. 指导用药,做好药学服务

    E. 收集并记录药品不良反应,建立不良反应报告制度

(四) 判断题　正确的画(√),错误的画(×),并将错误之处改正。

1. 执业药师资格考试属于执业资格准入考试,实行全国统一大纲、统一命题、统一组织的考试制度。一般每两年举行一次。　　　　　　　　　　　　　　　(　　)

2. 执业药师资格考试合格者发给《执业药师资格证书》,该证书在全国范围内有效。

(　　)

3. 道德是通过各种形式的教育和社会舆论的力量,使人们具有善和恶、荣誉与耻辱、正义与非正义等概念,并逐渐形成一定的习惯和传统,以指导或控制自己的行为。

(　　)

4. 执业药师注册有效期为 5 年,有效期满前 6 个月,持证者须到原注册机构申请办理再次注册。再次注册必须提交执业药师继续教育学分证明。　　　　　(　　)

5. 近代的药师法有两种名称,一种是《药师法》,另外一种是《执业药师法》。(　　)

6. 执业药师在执业范围内负责对药品质量的监督和管理,参与制定、实施药品全面质量管理及对本单位违反规定的处理。　　　　　　　　　　　　　　(　　)

7. 药学职业道德原则可以概括表述为:保证药品质量,保障人体用药安全,维护人们用药的合法权益,实行社会主义人道主义,全心全意为人民身心健康服务。　(　　)

8. 药师道德规范的内容可概括为药师与患者及其家属的关系;药师与共事的药师、医师、护士之间的关系;药师与社会的关系。　　　　　　　　　　　(　　)

9. 药师要对患者的利益负责。在患者利益和商业利益之间要做到充分考虑患者利益,要确保患者享有接受安全、有效药物治疗的权利。　　　　　　　　(　　)

10. 根据职称、职务,可将药师分为西药师、中药师、临床药师、执业药师。　(　　)

(五) 问答题

1. 简述我国执业药师资格制度的性质,执业药师的职责、权利和义务。

2. 药学技术人员的定义是什么?

3. 简述药品生产企业药师的功能?

4. 药学职业道德的具体原则是什么?

5. 中国执业药师道德准则的主要内容是什么?

6. 参加执业药师资格考试应具备哪些条件?

7. 药品生产、经营、医院药学的道德要求分别有哪些?

三、参考答案

(一) A 型选择题

1. E　　2. A　　3. C　　4. C　　5. E　　6. C　　7. D　　8. E　　9. B　　10. C

(二) B 型选择题

1. B　　2. C　　3. A　　4. D　　5. A　　6. B　　7. C　　8. B　　9. A　　10. A

11. A　　12. D　　13. E　　14. C　　15. B

(三) X 型选择题

1. ABCDE　　2. ABCDE　　3. ADE　　4. ABCDE　　5. ABCDE

(四) 判断题

1. (×)应为:执业药师资格考试属于职业资格准入考试,实行全国统一大纲、统一命题、统一组织的考试制度。一般每年举行一次。

2. (√)

3. (√)

4. (×)应为:执业药师注册有效期为 3 年,有效期满前 3 个月,持证者须到原注册机构申请办理再次注册。再次注册必须提交执业药师继续教育学分证明。

5. (×)应为:近代的药师法有两种名称,一种是《药师法》,另外一种是《药房法》。

6. (√)

7. (√)

8. (√)

9. (√)

10. (×)应为:根据职称、职务可将药师分为药师、主管药师、副主任药师、主任药师。

(五) 问答题

1. 执业药师资格制度的性质:执业药师资格制度纳入全国专业技术人员执业资格制度范围,其性质是对药学技术人员实行的职业准入控制。

执业药师的职责、权利和义务:

(1)执业药师的基本准则:执业药师必须遵守职业道德,忠于职守,以对药品质量负责、保证人民用药安全有效为基本准则。

(2)执业药师必须严格执行《药品管理法》及相关法规、政策,对违法行为或决定,有责任提出劝告制止、拒绝执行或向上级报告。

(3)执业药师在执业范围内负责对药品质量的监督和管理,参与制定、实施药品全面质量管理及对本单位违反规定的处理。

(4)执业药师负责处方的审核及监督调配,提供用药咨询与信息,指导合理用药,开展药物治疗的监测及药品疗效的评价等临床药学工作。

2. 药学技术人员是指取得药学类专业学历,依法经过国家有关部门考试考核合格,取得专业技术职务证书或执业药师资格,遵循药事法规和职业道德规范,从事与药品的生产、经营、使用、科研、检验和管理有关实践活动的技术人员。包括药师、执业药师、临床药师等。

3. 药品生产企业药师的功能主要有:确保所生产药品的质量;制造控制、计划和库存控制,以及监督防止掺假;药品生产企业销售部门药师的功能是保证产品的销售。

4. 药学职业道德的具体原则表现为:质量第一原则、不伤害原则、公正原则、尊重原则。

5. 中国执业药师道德准则的主要内容为:救死扶伤,不辱使命;尊重患者,一视同仁;依法执业,质量第一;进德修业,珍视声誉;尊重同仁,密切协作。

6. 参加执业药师考试必须具备的条件:①中华人民共和国公民和获准在我国境内就业的其他国籍的人员。②学历和从事药学、中药工作的时间应符合以下要求:取得药学、中药或相关专业博士学位者;硕士需从事药学或中药专业工作满1年者;学士需从事专业工作满3年者;大专毕业需从事专业工作满5年者;中专毕业需从事专业工作满7年者。

7. 药品生产的道德要求:保证生产;质量第一;保护环境;规范包装。

药品经营的道德要求:诚实守信,确保药品质量;依法销售,诚信推广;指导用药,做好药学服务。

医院药学工作的道德要求:合法采购,规范管理;精心调剂,耐心指导;精益求精,确保质量;维护患者利益,提高生命质量。

(王志敏)

第五章 | 药品管理立法

一、本章学习要点

本章论述了药品管理立法的含义及特征、药事管理法的渊源和法律关系,我国药品管理立法的发展,重点介绍了《中华人民共和国药品管理法》及其《实施条例》。主要内容为:

1. 药品管理立法是指由特定的国家机关,依据法定的权限和程序,制定、认可、修订、补充和废除药品管理法律规范的活动。

2. 药事管理法是指由国家制定或认可,并由国家强制力保证实施,具有普遍效力和严格程序的行为规范体系,是调整与药事活动相关的行为和社会关系的法律规范的总和。

3. 我国药事法的渊源有:①宪法;②药事管理法律;③药事管理行政法规;④药事管理地方性法规;⑤药事管理规章;⑥中国政府承认或加入的国际条约。

4. 药品管理立法的特征是:①立法目的是维护人民健康;②以药品质量标准为核心的行为规范;③药品管理立法的系统性;④药品管理法内容国际化的倾向。

5.《药品管理法》及其《实施条例》均为 10 章。《药品管理法》共 106 条,《实施条例》共 86 条。

6. 总则是一部法律的总的原则、基本制度,是整部法律的纲领性规定。《药品管理法》总则的主要内容包括:立法目的;药品管理法适用范围的规定;我国发展药品的方针;药品监督管理体制;药品检验机构的设置及其职责。

7. 药品生产、经营企业管理的主要内容:①开办药品生产、经营企业的审批规定和程序;②开办药品生产、经营企业必须具备的条件;③实施 GMP、GSP,负责 GMP、GSP 认证;④药品生产、经营的行为规定。

8. 医疗机构药剂管理的主要内容:①医疗机构配备药学技术人员的规定;②医疗机构配制制剂的规定;③医疗机构购进、保管药品的规定;④医疗机构调配处方的规定;⑤医疗机构配备药品的限制。

9. 药品管理的主要内容:①新药与已有国家标准药品的注册管理;②药品标准的管理;③药品进口、出口管理;④指定药品检验机构进行检验;⑤药品的再评价;⑥特殊管理的药品;⑦药品管理制度(国家实行中药品种保护制度,对药品实行处方药与非处方药分类管理制度,实行药品储备制度);⑧禁止生产、销售假药、劣药的规定;⑨其他药品管理规定。

10. 药品包装管理的主要内容:①直接接触药品的包装材料和容器的规定;②药品包装管理的规定;③药品包装标签及说明书的规定。

11. 药品价格和广告管理的主要内容:①药品价格管理:药品的定价形式与原则,药品价格信息的管理和购销禁止性规定;②药品广告管理:药品广告审批规定与程序,药品广告的范围、内容与限制,药品广告的检查与处理。

12. 药品监督是指药品监督管理的行政主体,依照法定职权,对行政相对方是否遵守法律、法规、行政命令、决定和措施所进行的监督检查活动。县级以上药品监督管理部门是药品监督检查的行政主体,药品监督管理行政相对方包括申报药品注册的药品研制单位,药品生产企业和个人,药品经营企业和个人,使用药品的医疗机构和有关人员等。

13. 法律责任是指人们对自己违法行为所应承担的带有强制性的否定性法律后果。法律责任的实质是国家对违反法定义务、超越法定权利界限或者滥用权力的违法行为所作的法律上的否定性评价和谴责,是国家施加于违法者或责任者的一种强制性负担,是补救受到侵害的合法权益的一种法律手段。法律责任分为:①刑事责任;②民事责任;③行政责任。

14. 行政处罚是指行政机关或其他行政主体依照法定权限和程序对违反行政法规范尚未构成犯罪的相对方给予行政制裁的具体行政行为。

行政处罚法规定的行政处罚:①警告;②罚款;③没收违法所得、没收非法财物;④责令停产、停业;⑤暂扣或者吊销许可证;⑥行政拘留;⑦法律、行政法规规定的其他行政处罚。

15. 《药品管理法》及其《实施条例》规定的法律责任包括:①违反《许可证》及药品批准证明文件管理应当承担的法律责任;②生产、销售假药、劣药及为假、劣药提供运输、保管、仓储等便利条件应当承担的法律责任;③违反《药品管理法》其他有关规定应当承担的法律责任;④药品监督管理部门及设置、确定的药品检验所(机构及个人)违反《药品管理法》规定应当承担的法律责任。

16. 附则是指附在法律最后部分的说明性及补充性条文。包括法律中出现的主要用语的解释,授权有关机关或者部门制定法律的配套立法或实施细则,对不适用本法进行调整的例外说明,法律的施行时间,旧法律的废止等规定。

二、复 习 题

(一) A 型选择题(最佳选择题)备选答案中只有一个最佳答案。

1. 《药品管理法》的适用范围是( )
   A. 在我国境内从事药品的生产、经营、使用的单位和个人
   B. 在我国境内从事药品的研制、生产、经营、使用的单位
   C. 在我国境内从事药品的研制、生产、经营、使用的单位和个人
   D. 在我国境内从事药品的研制、生产、经营、使用和监督管理的单位
   E. 在我国境内从事药品的研制、生产、经营、使用和监督管理的单位和个人

2. 《药品管理法实施条例》对新药的界定为( )
   A. 我国未生产过的药品　　　　　　B. 我国未使用过的药品
   C. 未曾在中国境内上市销售的药品　　D. 未曾在中国境内生产销售的药品
   E. 未收载于国家标准的药品

3. 《药品管理法实施条例》规定,对药品生产企业生产的新药品种设立不超过 5 年的监测期,是为了( )

A. 保护新药研制者的知识产权　　　　B. 保护公众健康的要求

C. 保护药品生产企业的合法权益　　　　D. 保护消费者的合法权益

E. 保护研制者和生产企业的利益

4.《药品管理法》规定,医疗机构配制的制剂应当是本单位(　　)

A. 临床需要而市场上供应不足的品种

B. 临床需要而市场上没有供应的品种

C. 临床需要而市场上没有供应或供应不足的品种

D. 科研需要而市场上没有供应或供应不足的品种

E. 临床、科研需要而市场上没有供应或供应不足的品种

5.《药品管理法》规定,从事生产、销售假药的企业,其直接负责的主管人员和其他直接责任人员(　　)

A. 10 年内不得从事药品生产、经营活动

B. 8 年内不得从事药品生产、经营活动

C. 5 年内不得从事药品生产、经营活动

D. 3 年内不得从事药品生产、经营活动

E. 终身不得从事药品生产、经营活动

6. 生产新药或者已有国家标准的药品,须经 SFDA 批准,并发给(　　)

A. 新药证书　　　　B. 药品批准文号　　　　C. 进口药品注册证书

D. 医药产品注册证　　　　E. 药品注册证书

7. 药品管理立法是指由特定的国家机关,依据法定的权限和程序(　　)

A. 制定、修订和废除药品管理法律规范的活动

B. 制定、认可和补充药品管理法律规范的活动

C. 制定、认可、修订和废除药品管理法律规范的活动

D. 制定、认可、修订、补充和废除药品管理法律规范的活动

E. 制定、认可、修订、补充和废除药品管理法律规范的行为

8. 医疗机构新增配制剂型应当依法办理(　　)

A. 品种申报审批　　　　B.《医疗机构制剂许可证》

C.《医疗机构制剂许可证》变更登记　　　　D. 申请发给制剂批准文号

E. 向卫生行政部门申报手续

9. 对国内供应不足的药品,有权限制或禁止出口的机关是(　　)

A. 国家食品药品监督管理局　　　　B. 卫生部

C. 国家海关总署　　　　D. 商务部

E. 国务院

10. 药品批准文号的有效期是(　　)

A. 2 年　　　　B. 3 年　　　　C. 5 年　　　　D. 6 年　　　　E. 8 年

(二) B 型选择题(配伍选择题)备选答案在前,试题在后。每组 2~4 题,每组题均对应同一组备选答案。每个备选答案可以重复选用,也可以不选用。

[1~4 题]

A. 处 3 年以下有期徒刑或者拘役,并处或单处罚金

B. 处 3 年以上 10 年以下有期徒刑,并处罚金

C. 处 10 年以上有期徒刑、无期徒刑或者死刑,并处罚金或者没收财产

D. 处 2 年以下有期徒刑或者拘役,并处或者单处罚金

E. 处 2 年以上 7 年以下有期徒刑,并处罚金

1. 生产、销售劣药,对人体健康造成严重危害的( )
2. 生产、销售假药,足以严重危害人体健康的( )
3. 生产、销售假药,对人体健康造成严重危害的( )
4. 生产者、销售者在产品中掺杂、掺假,以次充好销售金额在 5 万~20 万元的( )

[5~8 题]

A. 国务院药品监督管理部门　　　　B. 省级药品监督管理部门

C. 市级药品监督管理部门　　　　　D. 药品监督管理部门设置的派出机构

E. 药品监督管理部门设置的药品检验机构

5. 新开办药品零售企业,应向何部门申请筹建( )
6. 新开办药品生产企业,应向何部门申请 GMP 认证( )
7. 《医疗机构制剂许可证》由何部门发给( )
8. 接触药品的包装材料和容器由何部门批准注册( )

[9~12 题]

A. 假药　　　　　　　　B. 按假药论处　　　　　　C. 劣药

D. 按劣药论处　　　　　E. 处方药

9. 药品成分的含量不符合国家药品标准的( )
10. 所标明的适应证或者功能主治超出规定范围的药品( )
11. 药品所含成分与国家药品标准规定的成分不符的( )
12. 擅自添加着色剂、防腐剂、香料、矫味剂及辅料的药品( )

[13~15 题]

A. 精神药品　　　　　　B. 戒毒药品　　　　　　　C. 生化药品

D. 诊断药品　　　　　　E. 中药材

13. 《药品管理法》规定,国家对其实行特殊管理的药品是( )
14. 《药品管理法》规定,药品经营企业销售时必须标明产地的是( )
15. 《药品管理法》规定,城乡集市贸易市场可以出售的是( )

(三) X 型选择题(多项选择题)**每题的备选答案中有 2 个或 2 个以上的正确答案。**

1. 依据《药品管理法》及其《实施条例》的规定,可以收取费用的是( )

A. 核发证书　　　　　　B. 进行药品注册　　　　　C. 药品认证

D. 药品抽查检验　　　　E. 实施药品审批检验

2. 《药品管理法》规定,在销售前或进口时,必须经过指定的药品检验机构检验合格才能销售或者进口的药品是( )

A. 国务院药品监督管理部门规定的生物制品

B. 国务院药品监督管理部门规定的抗生素

C. 上市不满 5 年的新药

D. 首次在中国销售的药品

E. 国务院规定的其他药品

3.《药品管理法》的立法宗旨是(　　)

A. 加强药品监督管理　　　　　　　　B. 保证药品质量

C. 保障人体用药安全　　　　　　　　D. 促进药品营销

E. 维护人民身体健康和用药的合法权益

4. 对生产、销售假药的(　　)

A. 没收违法生产、销售的药品和违法所得

B. 并处两倍以上五倍以下罚款

C. 并处五倍以上十倍以下罚款

D. 有药品批准证明文件的予以撤销

E. 责令停产、停业整顿

5. 药品合格证明和其他标识是指(　　)

A. 药品生产批准证明文件　　　B. 药品检验报告书　　　C. 药品的包装

D. 药品标签　　　　　　　　　　E. 药品说明书

（四）判断题　正确的画(√)，错误的画(×)，并将错误之处改正。

1. 开办药品批发企业，须经企业所在地县级以上药品监督管理部门批准并发给《药品经营许可证》。　　　　　　　　　　　　　　　　　　　　　　　　　　　　(　　)

2. 经营处方药和非处方药的药品零售企业，应当配备执业药师或者其他依法经资格认定的药学技术人员。　　　　　　　　　　　　　　　　　　　　　　　　　　(　　)

3. 药品广告须经企业所在地省级人民政府药品监督管理部门批准，并发给药品广告批准文号，未取得药品广告批准文号的，不得发布。　　　　　　　　　　　　　(　　)

4. 药物临床试验机构资格的认定办法，由国务院卫生行政部门制定。　　(　　)

5. 药品监督管理部门及其设置的药品检验机构和确定的专业从事药品检验的机构不得参与药品生产经营活动，不得以其名义推荐或者监制、监销药品。　　　　(　　)

6. 疫苗、血液制品和国务院药品监督管理部门规定的其他药品，不得委托生产。

(　　)

7. 生产注射剂、放射性药品、麻醉药品、精神药品和生物制品的药品生产企业的认证工作，由国务院药品监督管理部门负责。　　　　　　　　　　　　　　　(　　)

8. 医疗机构审核和调配处方的药剂人员必须是取得药师职称以上的药学技术人员。

(　　)

9. 生产、销售以孕产妇、婴幼儿及儿童为主要使用对象的假药、劣药的，由药品监督管理部门在《药品管理法》及其《实施条例》规定的处罚幅度内从重处罚。　　(　　)

10. 列入国家基本医疗保险药品目录的药品以及国家基本医疗保险药品目录以外具有垄断性生产、经营的药品，实行政府定价或者政府指导价。　　　　　　　　(　　)

（五）问答题

1. 我国立法权限是如何划分的？

2. 简述我国药事法的渊源。

3. 简述药品管理立法的基本特征。

4. 何为假药,哪些情形的药品按假药论处?

5. 何为劣药,哪些情形的药品按劣药论处?

6. 简述《药品管理法》及其《实施条例》对药品包装管理的规定。

7. 政府价格主管部门依据什么原则制定药品价格?

8. 未取得《药品生产许可证》生产药品,应当承担何种法律责任?

9. 生产、销售劣药应当承担何种法律责任?

10. 《药品管理法实施条例》对哪些违法行为在规定的处罚幅度内予以从重处罚?

三、参考答案

(一) A 型选择题

1. E   2. C   3. B   4. B   5. A   6. B   7. D   8. C   9. E   10. C

(二) B 型选择题

1. B   2. A   3. B   4. D   5. C   6. B   7. A   8. A   9. C   10. B

11. A   12. D   13. A   14. E   15. E

(三) X 型选择题

1. ABCE   2. ADE   3. ABCE   4. ABDE   5. ABCDE

(四) 判断题

1. (×)应为:开办药品批发企业,须经企业所在地省、自治区、直辖市人民政府药品监督管理部门批准并发给《药品经营许可证》。

2. (×)应为:经营处方药、甲类非处方药的药品零售企业,应当配备执业药师或者其他依法经资格认定的药学技术人员。

3. (√)

4. (×)应为:药物临床试验机构资格的认定办法,由国务院药品监督管理部门、国务院卫生行政部门共同制定。

5. (√)

6. (√)

7. (×)应为:生产注射剂、放射性药品和国务院药品监督管理部门规定的生物制品的药品生产企业的认证工作,由国务院药品监督管理部门负责。

8. (×)应为:医疗机构审核和调配处方的药剂人员必须是依法经资格认定的药学技术人员。

9. (√)

10. (√)

(五) 问答题

1. 根据《中华人民共和国宪法》及《中华人民共和国立法法》的规定,中国立法权限的划分如下:①全国人大及其常委会行使国家立法权,有权制定法律。②国务院享有行政法规的制定权。③省、直辖市人民代表大会及其常委会可以制定地方性法规,民族自治地方的人民代表大会有权制定自治条例和单行条例。④特别行政区有权保留原来的法律或制定本行政区的新法律。⑤国务院各部、委及具有行政管理职能的直属机构,在本部门权限范围内制定部门规章。省、自治区、直辖市和较大的市人民政府可以制定地方政府规章。

2. 药事管理法的渊源是指药事管理法律规范的具体表现形式。我国药事法的渊源有以下表现形式：①宪法；②药事管理法律，系指全国人大及其常委会制定的规范性文件，由国家主席签署主席令公布；③药事管理行政法规，系指作为国家最高行政机关的国务院根据《宪法》和法律所制定的规范性文件，由总理签署国务院令公布；④药事管理地方性法规，指省、自治区、直辖市人大及其常委会根据本行政区域的具体情况和实际需要制定的药事管理法规；⑤药事管理规章，国务院各部、委员会、中国人民银行、审计署和具有行政管理职能的直属机构，可以根据法律和国务院的行政法规、决定、命令，在本部门的权限范围内，制定规章；⑥中国政府承认或加入的国际条约，国际条约一般属于国际法范畴，但经中国政府缔结的双边、多边协议、条约和公约等，在我国也具有约束力。

3. 药品管理立法具有以下 4 个特征：①立法目的是维护人民健康。药品质量直接影响一切用药人的健康和生命，现代的药品管理立法的目的是加强药品监督管理，保证药品质量，维护人民健康，保障用药人的合法权益，保障人的健康权。②以药品质量标准为核心的行为规范。药品管理立法是规范人们研究、制造、经营、使用药品的行为，这些行为必须确保药品的安全性、有效性。现代药品管理立法通过制定、颁布法律、法规，颁布药品标准和保证药品质量的工作标准以规范人们的行为。③药品管理立法的系统性。现代社会药品管理立法包括药品质量、过程质量、工作质量、药品质量控制和质量保证的管理质量，国内药品质量、进出口药品质量等，药品和药事工作受到系统的法律约束。④药品管理法内容国际化的倾向。由于药品管理法的客体主要是药品和控制药品（指麻醉药品、精神药品），随着药品的国际贸易和技术交流日益频繁，客观环境要求国际社会统一标准。因此，各国药品管理法的内容越来越相似，国际性药品管理、控制药品管理的公约、协议、规范、制度和参加缔约的国家也不断增加。

4. 我国《药品管理法》规定，有下列情形之一的，为假药：①药品所含成分与国家药品标准规定的成分不符的；②以非药品冒充药品或者以他种药品冒充此种药品的。

有下列情形之一的药品，按假药论处：①国务院药品监督管理部门规定禁止使用的；②依照本法必须批准而未经批准生产、进口，或者依照本法必须检验而未经检验即销售的；③变质的；④被污染的；⑤使用依照本法必须取得批准文号而未取得批准文号的原料药生产的；⑥所标明的适应证或者功能主治超出规定范围的。

5. 我国《药品管理法》规定，药品成分的含量不符合国家药品标准的为劣药。有下列情形之一的药品，按劣药论处：①未标明有效期或者更改有效期的；②不注明或者更改生产批号的；③超过有效期的；④直接接触药品的包装材料和容器未经批准的；⑤擅自添加着色剂、防腐剂、香料、矫味剂及辅料的；⑥其他不符合药品标准规定的。

6.《药品管理法》及其《实施条例》对药品包装管理的规定有：①直接接触药品的包装材料和容器，必须符合药用要求，符合保障人体健康、安全的标准，并由药品监督管理部门在审批药品时一并审批。药品生产企业不得使用未经批准的直接接触药品的包装材料和容器。②药品包装必须符合药品质量的要求，方便储存、运输和医疗使用。③发运中药材必须有包装。在每件包装上，必须注明品名、产地、日期、调出单位，并附有质量合格的标志。④生产中药饮片，应当选用与药品性质相适应的包装材料和容器；包装不符合规定的中药饮片，不得销售。中药饮片包装必须印有或者贴有标签。⑤医疗机构配制制剂所使用的直接接触药品的包装材料和容器、制剂的标签和说明书应当符合有关规定,并经省、自治区、直辖市人民政府药品监督管理部门批准。

7. 依法实行政府定价、政府指导价的药品,政府价格主管部门应当依照《中华人民共和国价格法》规定的定价原则,依据社会平均成本、市场供求状况和社会承受能力合理制定和调整价格,做到质价相符,消除虚高价格,保护用药者的正当利益。

8. 未取得《药品生产许可证》生产药品属于违法行为。药品监督管理部门应该依法予以取缔,对其进行行政处罚:①没收违法生产的药品和违法所得;②并处违法生产的药品(包括已售出的和未售出的药品)货值金额 2 倍以上 5 倍以下的罚款。构成犯罪的,依法追究刑事责任。

9. 生产、销售劣药属于违法行为。根据《药品管理法》的规定,应进行如下处罚:没收违法生产、销售的药品和违法所得,并处违法生产、销售药品货值金额 1 倍以上 3 倍以下的罚款;情节严重的,责令停产、停业整顿或者撤销药品批准证明文件,吊销《药品生产许可证》、《药品经营许可证》或者《医疗机构制剂许可证》;构成犯罪的,依法追究刑事责任。

10. 《药品管理法实施条例》规定对下列违法行为在规定的处罚幅度内予以从重处罚:①以麻醉药品、精神药品、医疗用毒性药品、放射性药品冒充其他药品,或者以其他药品冒充上述药品的;②生产、销售以孕产妇、婴幼儿及儿童为主要使用对象的假药、劣药的;③生产、销售的生物制品、血液制品属于假药、劣药的;④生产、销售、使用假药、劣药,造成人员伤害后果的;⑤生产、销售、使用假药、劣药,经处理后重犯的;⑥拒绝、逃避监督检查,或者伪造、销毁、隐匿有关证据材料的,或者擅自动用查封、扣押物品的。

(杨世民)

第六章 药品注册管理

一、本章学习要点

本章介绍了我国药品注册管理的具体规定,药品注册管理的发展,药品注册的概念、分类,药物的临床前研究和临床研究管理,药品的申报与审批,药品注册检验、药品注册标准和违法规定的法律责任。主要内容为:

1. 药品注册是指国家食品药品监督管理局根据药品注册申请人的申请,依照法定程序,对拟上市销售药品的安全性、有效性、质量可控性等进行系统评价,并决定是否同意其申请的审批过程。

药品注册申请包括新药申请、仿制药申请、进口药品申请、补充申请和再注册申请。

药品注册管理机构包括国家食品药品监督管理局、省级药品监督管理部门、药品审评中心、药品检验机构以及药品认证管理中心。

2. 2007 年 7 月 10 日,国家食品药品监督管理局修订发布的《药品注册管理办法》,其制定目的是保证药品的安全、有效和质量可控,规范药品注册行为;适用范围是:在中华人民共和国境内申请药物临床试验、药品生产和药品进口,以及进行药品审批、注册检验和监督管理。

3. 药品的安全性评价研究必须执行《药物非临床研究质量管理规范》(GLP),药物临床研究必须经国家食品药品监督管理局批准后实施,临床研究必须执行《药物临床试验质量管理规范》(GCP)。药物临床研究包括临床试验和生物等效性试验。临床试验分为Ⅰ、Ⅱ、Ⅲ、Ⅳ期。新药必须进行临床试验,仿制药、进口药、药品补充申请根据情况进行临床试验或生物等效性试验。

4. 药品注册管理的中心内容是对一个申请新药的物质能否进入人体试验,以及能否作为药品生产上市销售的评价、审核、批准,简称"两报两批"。新药、仿制药向省级药监局申报,省级药监部门负责形式审查和研制现场核查,药品审评中心进行技术审评,药检所进行样品检验和标准复核,药品认证管理中心进行生产现场检查,国家食品药品监督管理局进行审批。

5. 新药特殊审批程序:国家食品药品监督管理局对创新性的Ⅰ类中药和化学药,以及对治疗艾滋病、恶性肿瘤、罕见病等疾病和治疗尚无有效治疗手段的新药注册实行特殊审批。对符合规定的药品,根据申请人的申请,国家食品药品监督管理局对经审查确定符合特殊审批情形的注册申请,在注册过程中予以优先办理,并加强与申请人的沟通交流。

6. 药品补充申请程序:修改药品注册标准、变更药品处方中已有药用要求的辅料、改变影响药品质量的生产工艺等的补充申请,由省级药品监督管理部门提出审核意见后,报送国家食品药品监督管理局审批。改变国内药品生产企业名称、改变国内生产药品的有效期、国内药品生产企业内部改变药品生产场地等的补充申请,由省级药品监督管理部门受理并审批报送国家食品药品监督管理局备案。按规定变更药品包装标签、根据国家食品药品监督管理局的要求修改说明书等的补充申请,报省级药品监督管理部门备案。进口药品的补充申请,由国家食品药品监督管理局审批。

7. 药品技术转让指药品技术的所有者按照本规定的要求,将药品生产技术转让给受让方药品生产企业,由受让方药品生产企业申请药品注册的过程。药品技术转让分为新药技术转让和药品生产技术转让。药品技术转让的受让方应当为药品生产企业,其受让的品种剂型应当与《药品生产许可证》中载明的生产范围一致。

8. 药品批准文号、《进口药品注册证》或者《医药产品注册证》的有效期为5年。有效期届满,需要继续生产或者进口的,申请人应当在有效期届满前6个月申请再注册。新药与仿制药再注册由省级药品监督管理部门审批,进口药品再注册由国家食品药品监督管理局审批。

9. 药品批准文号的格式为:国药准字H(Z、S、J)+4位年号+4位顺序号;《进口药品注册证》证号的格式为:H(Z、S)+4位年号+4位顺序号;《医药产品注册证》证号的格式为:H(Z、S)C+4位年号+4位顺序号;新药证书号的格式为:国药证字H(Z、S)+4位年号+4位顺序号。

10. 药品注册检验包括样品检验和药品标准复核。药品注册检验由中国食品药品检定研究院或者省级药品检验所承担。进口药品的注册检验由中国食品药品检定研究院组织实施。

国家药品标准,是指国家食品药品监督管理局颁布的《中华人民共和国药典》、药品注册标准和其他药品标准,其内容包括质量指标、检验方法以及生产工艺等技术要求。

药品注册标准,是指国家食品药品监督管理局批准给申请人特定药品的标准,生产该药品的药品生产企业必须执行该注册标准。为促进药品质量的提高,我国《药品注册管理办法》规定,药品注册标准不得低于《中国药典》的规定。

二、复 习 题

(一) A型选择题(最佳选择题)备选答案中只有一个最佳答案。

1. 《药品注册管理办法》不适用于(　　)
　　A. 药物临床试验申请　　　　B. 药品生产申请　　　　C. 药品进口申请
　　D. 药品注册检验　　　　　　E. 药品抽查性检验

2. 药品注册申请不包括(　　)
　　A. 新药申请　　　　　　　　B. 进口药品申请　　　　C. 补充申请
　　D. 仿制药的申请　　　　　　E. 非处方药申请

3. 下列与药品注册管理无关的药品监督管理部门或技术机构是(　　)
　　A. 国家食品药品监督管理局　　　　　B. 省级药品监督管理部门
　　C. 药品评价中心　　　　　　　　　　D. 药品审评中心
　　E. 中国食品药品检定研究院

4. 新药注册的"两报两批"是指(　　)

    A. 药物临床前研究申报与审批,药物非临床研究申报与审批

    B. 药物临床前研究申报与审批,药物临床研究申报与审批

    C. 药物非临床研究申报与审批,药物临床研究申报与审批

    D. 药物临床研究申报与审批,药品生产上市申报与审批

    E. 药品注册申报与审批,药品再注册申报与审批

5. 新药临床研究方案需经哪个机构审查批准后方可实施( )

    A. 国家食品药品监督管理局　　　　B. 省级药品监督管理部门

    C. 卫生部　　　　　　　　　　　　D. 省级卫生行政部门

    E. 临床试验机构伦理委员会

6. GLP 规定该规范适用于( )

    A. 为申请药品临床试验而进行的非临床研究

    B. 为申请药品注册而进行的非临床研究

    C. 为申请新药证书而进行的非临床研究

    D. 为申请药品上市而进行的非临床研究

    E. 为申请药品注册而进行的临床前研究

7. 为申请药品注册而进行的药物临床前研究,不包括( )

    A. 药物的合成工艺、提取方法　　　B. 理化性质及纯度、剂型选择

    C. 处方筛选、制备工艺　　　　　　D. 药理、毒理、动物药代动力学研究

    E. 人体药代动力学研究

8. 对获得生产或销售含有新型化学药品许可的生产者、销售者提交的自行取得的未披露数据,国家食品药品监督管理局对未经同意使用其未披露数据的申请不予批准的时限是( )

    A. 从申请之日起 5 年　　B. 从申请之日起 6 年　　C. 从批准之日起 5 年

    D. 从批准之日起 6 年　　E. 从生产之日起 6 年

9. 临床研究用药物,应当( )

    A. 在符合 GLP 要求的实验室制备　　B. 在符合 GMP 条件的车间制备

    C. 在符合 GCP 规定的环境中制备　　D. 在符合 GDP 条件的操作室制备

    E. 在符合 GPP 条件的制剂室制备

10. 可以申请药品技术转让的是( )

    A. 麻醉药品制剂　　　　　　　　　B. 第一类精神药品原料药

    C. 第一类精神药品制剂　　　　　　D. 第二类精神药品原料药

    E. 第二类精神药品制剂

(二) B 型选择题(配伍选择题)备选答案在前,试题在后。每组 2~4 题,每组题均对应同一组备选答案。每个备选答案可以重复选用,也可以不选用。

[1~4 题]

    A. 新药申请　　　　　　B. 仿制药申请　　　　　　C. 进口药品申请

    D. 补充申请　　　　　　E. 药品再注册申请

《药品注册管理办法》规定:

1. 生产国家药品监督管理部门已批准上市的已有国家标准的生物制品的注册申请

按( )程序办理

2. 新药申请经批准后,改变原批准事项或者内容的注册申请按( )程序办理

3. 药品生产技术转让按( )程序办理

4. 在境外生产的药品在中国境内上市销售按( )程序办理

[5~8 题]

    A. 国家食品药品监督管理局   B. 省级药品监督管理部门

    C. 中国食品药品检定研究院   D. 省级药检所

    E. 国家药典委员会

5. 受理仿制药的再注册申请的是( )

6. 审批修改药品注册标准的补充申请的是( )

7. 负责新化学药品质量标准复核的是( )

8. 负责新生物制品注册检验的是( )

[9~12 题]

    A. Ⅰ期临床试验   B. Ⅱ期临床试验   C. Ⅲ期临床试验

    D. Ⅳ期临床试验   E. 生物等效性试验

根据《药品注册管理办法》:

9. 考察在广泛使用条件下药物的疗效和不良反应的是( )

10. 观察人体对于新药的耐受程度和药代动力学的是( )

11. 进一步验证药物对目标适应证患者的治疗作用和安全性的是( )

12. 初步评价药物对目标适应证患者的治疗作用和安全性的是( )

[13~15 题]

    A. GLP   B. GCP   C. GMP   D. GSP   E. GAP

13. 药物临床前研究中的安全性评价研究必须执行( )

14. 药物临床研究必须执行( )

15. 《药物非临床研究质量管理规范》缩写是( )

(三) X 型选择题(多项选择题)每题的备选答案中有 2 个或 2 个以上的正确答案。

1. 下列按新药申请程序申报的是( )

    A. 已上市药品改变剂型   B. 已上市药品改变给药途径

    C. 已上市药品增加新适应证   D. 已上市药品改变生产工艺

    E. 生物制品仿制药

2. 国家食品药品监督管理局对下列申请可以实行特殊审批( )

    A. 未在国内上市销售的从植物、动物、矿物等物质中提取的有效成分及其制剂

    B. 新发现的药材及其制剂

    C. 未在国内外获准上市的化学原料药及其制剂、生物制品

    D. 优于已上市治疗艾滋病、恶性肿瘤、罕见病等疾病药品的新药

    E. 治疗尚无有效治疗手段的疾病的新药

3. 下列药品补充申请,由国家食品药品监督管理局审批的是( )

    A. 修改药品注册标准

　　B. 按规定变更药品包装标签

　　C. 变更药品处方中已有药用要求的辅料

　　D. 改变所生产新药的有效期

　　E. 改变影响药品质量的生产工艺

4. 下列哪些情形申请药品注册时,可以同时提出按照非处方药管理申请(　　)

　　A. 已有国家药品标准的非处方药的生产

　　B. 已有国家药品标准的非处方药的进口

　　C. 经 SFDA 确定的非处方药改变适应证的药品

　　D. 经 SFDA 确定的非处方药改变剂型,但不改变给药剂量的药品

　　E. 使用 SFDA 确定的非处方药活性成分组成的新的复方制剂

5. 下列哪些为不予再注册的情形和规定(　　)

　　A. 未在规定时间内提出再注册申请的

　　B. 未达到 SFDA 批准上市时提出的有关要求的

　　C. 未按照要求完成Ⅳ期临床试验的

　　D. 未按照规定进行药品不良反应监测的

　　E. 未按规定履行监测期责任的

(四)判断题　正确的画(√),错误的画(×),并将错误之处改正。

1. 药品注册申请人,是指提出药品注册申请,承担相应法律责任,并在该申请获得批准后持有药品批准证明文件的机构或个人。　　　　　　　　　　　　　　　(　　)

2. 药品注册申请批准后发生专利权纠纷的,SFDA 将撤销已注册药品的批准文号。
　　　　　　　　　　　　　　　　　　　　　　　　　　　　　　　　　　(　　)

3. 对他人已获得中国专利权的药品,申请人可以在该药品专利期届满前 2 年内提出注册申请。　　　　　　　　　　　　　　　　　　　　　　　　　　　　(　　)

4. 申请人获得药品批准文号后,因生产条件改变等原因,可以改变国家食品药品监督管理局批准的生产工艺,但必须保证药品生产质量。　　　　　　　　　(　　)

5. 药物临床试验批准后,申请人可根据其能力情况,任意选择医疗机构承担药物临床试验,并对临床试验资料的真实性负责。　　　　　　　　　　　　　(　　)

6. 药品批准证明文件有效期满后申请人拟继续生产或者进口该药品的,应进行补充申请。　　　　　　　　　　　　　　　　　　　　　　　　　　　　　(　　)

7. 药品注册标准不得低于《中国药典》的规定。　　　　　　　　　(　　)

8. 新药监测期自新药申请之日起计算,不超过 5 年。　　　　　　　(　　)

9. 已取得药品批准文号的新药,申请技术转让时,应当提出注销原药品批准文号的申请。　　　　　　　　　　　　　　　　　　　　　　　　　　　　　(　　)

10. 仿制药申请人应当是药品生产企业,其申请的药品应当与《药品生产许可证》载明的生产范围一致。　　　　　　　　　　　　　　　　　　　　　　　(　　)

(五)问答题

1. 简述药品注册的概念和药品注册申请的类型。

2. 简述 GLP、GCP 的全称、目的和适用范围。

3. 简述新药临床研究的分期和各期研究的目的。

4. 简述新药、仿制药、进口药品申请与审批流程的异同。

5. 简述药品补充申请的程序。

6. 简述药品再注册的程序。

三、参考答案

（一）A 型选择题

1. E　　2. E　　3. C　　4. D　　5. E　　6. B　　7. E　　8. D　　9. B　　10. E

（二）B 型选择题

1. A　　2. D　　3. D　　4. C　　5. B　　6. A　　7. D　　8. C　　9. D　　10. A

11. C　　12. B　　13. A　　14. B　　15. A

（三）X 型选择题

1. ABCE　　　　2．ABCDE　　3. ACE　　　　4. ABDE　　　　5. ABCDE

（四）判断题

1.（×）应为：药品注册申请人，是指提出药品注册申请，承担相应法律责任，并在该申请获得批准后持有药品批准证明文件的机构。

2.（×）应为：药品注册申请批准后发生专利权纠纷的，当事人可以自行协商解决，或者依照有关法律、法规的规定，通过管理专利工作的部门或者人民法院解决。根据专利法等的规定，专利等的知识产权纠纷有其特定的处理方式，由知识产权主管部门及相关司法机构处理。

3.（√）

4.（×）应为：申请人获得药品批准文号后，因生产条件改变等原因，改变国家食品药品监督管理局批准的生产工艺，需按原程序申请批准。

5.（×）应为：药物临床试验批准后，申请人应当从具有药物临床试验资格的机构中，选择承担药物临床试验的机构。

6.（×）应为：药品批准证明文件有效期满后申请人拟继续生产或者进口该药品的，应进行再注册申请。

7.（√）

8.（×）应为：新药监测期自新药批准生产之日起计算，不超过 5 年。

9.（√）

10.（√）

（五）问答题

1. 药品注册（registration of drug）是指国家食品药品监督管理局根据药品注册申请人的申请，依照法定程序，对拟上市销售药品的安全性、有效性、质量可控性等进行系统评价，并决定是否同意其申请的审批过程。

药品注册申请包括新药申请、仿制药申请、进口药品申请、补充申请和再注册申请。

（1）新药申请：指未曾在中国境内上市销售的药品的注册申请。已上市药品改变剂型、改变给药途径、增加新适应证的药品注册按照新药申请程序申报。

（2）仿制药申请：指生产国家食品药品监督管理局已批准上市的已有国家标准的药

品的注册申请,但是生物制品按照新药申请程序申报。

(3)进口药品申请:指在境外生产的药品在中国境内上市销售的注册申请。

(4)补充申请:指新药申请、仿制药的申请或者进口药品申请经批准后,改变、增加或取消原批准事项或内容的注册申请。

(5)再注册申请:指当药品批准证明文件有效期满后,申请人拟继续生产或进口该药品的注册申请。

2. GLP 英文全称为"Good Laboratory Practice for Non-clinical Laboratory Studies"或"Non-clinical Good Laboratory Practice",即《药物非临床研究质量管理规范》。GLP 的制定目的是为了提高药物非临床研究质量,确保试验资料的真实性、完整性和可靠性,保证人们用药安全。GLP 适用于申请药品注册而进行的非临床安全性研究。

GCP 英文全称为"Good Clinical Practice",即《药物临床试验质量管理规范》。GCP 是为保证药物临床试验过程规范、结果科学可靠,保护受试者的利益,并保障其安全,根据《药品管理法》,并参照国际公认原则而制定的。GCP 适用于药物临床研究,凡药品进行各期临床试验,包括人体生物利用度或生物等效性试验,均需按该规范执行。

3. 临床试验分为Ⅰ、Ⅱ、Ⅲ、Ⅳ期。

Ⅰ期临床试验:初步的临床药理学及人体安全性评价试验。观察人体对于新药的耐受程度和药代动力学,为制定给药方案提供依据。

Ⅱ期临床试验:治疗作用初步评价阶段。其目的是初步评价药物对目标适应证患者的治疗作用和安全性,也包括为Ⅱ期临床试验研究设计和给药剂量方案的确定提供依据。

Ⅲ期临床试验:治疗作用确证阶段。其目的是进一步验证药物对目标适应证患者的治疗作用和安全性,评价利益与风险关系,最终为药物注册申请的审查提供充分的依据。

Ⅳ期临床试验:新药上市后由申请人进行的应用研究阶段。其目的是考察在广泛使用条件下的药物的疗效和不良反应、评价在普通或者特殊人群中使用的利益与风险关系以及改进给药剂量等。

4. 三种药品申请与审批程序的共同之处:临床试验(如果需要)和生产上市均需经过国家食品药品监督管理局审批。

不同之处:①申报资料要求不同。②受理部门不同。新药、仿制药向省级药监局申报,省级药监部门负责形式审查和研制现场核查,药品审评中心进行技术审评,药检所进行样品检验和标准复核,药品认证管理中心进行生产现场检查,国家食品药品监督管理局进行审批;进口药品直接向国家食品药品监督管理局申报。③审批形式不同。新药发给新药证书,新药(有生产条件者)和仿制药发给药品批准文号,进口药品发给《进口药品注册证》或《医药产品注册证》。

5. 药品补充申请的程序如下:

(1)申请人填写《药品补充申请表》,报所在地省级药品监督管理部门;进口药品向国家食品药品监督管理局报送。

(2)省级药品监督管理部门对申报资料进行形式审查,予以受理。进口药品由国家食品药品监督管理局对申报资料进行形式审查,予以受理。

(3)修改药品注册标准、变更药品处方中已有药用要求的辅料、改变影响药品质量的生产工艺等的补充申请,由省级药品监督管理部门提出审核意见后,报送国家食品药品监督管理局审批,同时通知申请人。国家食品药品监督管理局对药品补充申请进行审查,符合规定的,发给《药品补充申请批件》。

（4）改变国内药品生产企业名称、改变国内生产药品的有效期、国内药品生产企业内部改变药品生产场地等的补充申请,由省级药品监督管理部门受理并审批,符合规定的,发给《药品补充申请批件》,并报送国家食品药品监督管理局备案。

（5）按规定变更药品包装标签、根据国家食品药品监督管理局的要求修改说明书等的补充申请,报省级药品监督管理部门备案。

（6）进口药品的补充申请,由国家食品药品监督管理局审批。

6. 药品再注册的程序:药品再注册申请由药品批准文号的持有者向省级药品监督管理部门提出,按照规定填写《药品再注册申请表》,并提供有关申报资料。省级药品监督管理部门对申报资料进行审查,符合要求的,予以受理。省级药品监督管理部门在6个月内对药品再注册申请进行审查,符合规定的,予以再注册;不符合规定的,报国家食品药品监督管理局。国家食品药品监督管理局收到省级药品监督管理部门的意见后,经审查不符合药品再注册规定的,发出不予再注册的通知,并说明理由。

进口药品的再注册申请由申请人向国家食品药品监督管理局提出。国家食品药品监督管理局受理后,在6个月内完成审查,符合规定的,予以再注册;不符合规定的,发出不予再注册的通知,并说明理由。

（胡　明）

第七章 特殊管理的药品

一、本章学习要点

本章论述了特殊管理的药品及其特殊性,麻醉药品、精神药品和医疗用毒性药品的管理要点,对放射性药品、易制毒化学品、兴奋剂、生物制品批签发的管理也作了简要的介绍。主要内容为:

1. 特殊管理的药品是指麻醉药品、精神药品、医疗用毒性药品和放射性药品。国家对麻醉药品、精神药品、医疗用毒性药品和放射性药品实行特殊管理,以保证其合法、安全、合理使用,正确发挥防治疾病的作用,严防滥用和流入非法渠道,构成对人们健康、公共卫生和社会的危害。

2. 药物滥用是指反复、大量地使用具有依赖性特性或潜在依赖性的药品,并且用药与公认的医疗需要无关,属于非医疗目的用药。药物滥用可导致药物成瘾,以及其他行为障碍,引发严重的公共卫生和社会问题。

3. 麻醉药品和精神药品的概念,以及药物依赖性的相关概念。

4. 联合国麻醉药品委员会、国际麻醉品管制局、联合国国际药物管制规划署及世界卫生组织在麻醉药品管理方面的职责。

5. 我国加强麻醉药品和精神药品管制工作的历史与现状,以及与世界各国合作开展麻醉药品和精神药品管制的工作。

6. 国家麻醉药品、精神药品管制的主管部门和相关部门。

7. 麻醉药品和精神药品的分类;2007 年版麻醉药品和精神药品品种目录中我国生产及使用的品种。

8. 国家根据麻醉药品和精神药品的医疗、国家储备和企业生产所需原料确定需求总量,实行总量控制;对麻醉药品药用原植物的种植、麻醉药品和精神药品的生产实行定点制度;对麻醉药品和精神药品实验研究活动进行严格管理。

9. 国家对麻醉药品和精神药品实行定点经营制度,确定全国性批发企业和区域性批发企业,严格购销管理。

10. 医疗机构使用麻醉药品、第一类精神药品需获得《麻醉药品、第一类精神药品购用印鉴卡》,处方医师应当严格按照相关规定使用麻醉药品和第一类精神药品。

11. 麻醉药品药用原植物种植企业、定点生产企业、全国性批发企业和区域性批发企业以及国家设立的麻醉药品储存单位应当严格遵守储存和运输规定。

12. 药品监督管理部门及相关部门应当根据规定的职责权限,对麻醉药品药用原植物的种植以及麻醉药品和精神药品的实验研究、生产、经营、使用、储存、运输活动进行监督检查。

13. 药品监管部门,研发机构,生产、经营企业,使用单位违反《麻醉药品和精神药品管理条例》的,应当承担法律责任。

14. 医疗用毒性药品的定义与品种。

15. 医疗用毒性药品的生产、购销及使用管理的规定。

16. 放射性药品的概念及生产、经营与使用管理的规定。

17. 国家对易制毒化学品、兴奋剂的管制依据、品种,管制部门和管制措施。

18. 生物制品批签发的有关规定。

二、复 习 题

(一) A 型选择题(最佳选择题)备选答案中只有一个最佳答案。

1. 根据《麻醉药品和精神药品管理条例》,由国家食品药品监督管理局负责的是(　　)
   A. 制定麻醉药品药用原植物年度种植计划
   B. 批准从事第二类精神药品制剂生产的企业
   C. 审核麻醉药品和精神药品定点生产企业的负责人
   D. 确定麻醉药品和精神药品定点批发企业的数量和布局
   E. 批准医疗机构使用麻醉药品和第一类精神药品

2. 关于特殊管理药品的说法错误的是(　　)
   A. 复方樟脑酊现在属于麻醉药品品种目录
   B. 医疗机构第二类精神药品处方至少保存 2 年
   C. 医疗单位只有设置核医学科或同位素室才可以使用放射性药品
   D. 麻醉药品注射剂一般仅限于医疗机构内使用
   E. 毒性药品每次处方剂量不得超过 2 日常用量

3. 符合麻醉药品和精神药品管理规定的是(　　)
   A. 麻醉药品和精神药品的原料药和制剂生产企业均由 SFDA 批准
   B. 第二类精神药品可以在各类药店零售,但不得向未成年人销售
   C. 麻醉药品注射剂只限于医疗机构内使用
   D. 医疗机构内麻醉药品和精神药品处方至少保存 3 年
   E. 不得通过邮局邮寄麻醉药品和精神药品

4. 关于开展麻醉药品和精神药品实验研究活动的说法,正确的是(　　)
   A. 研究项目须报所在地省级药品监督管理部门批准
   B. 研究只能以医疗、科学研究或者教学为目的
   C. 研究机构 1 年内不得有人违反禁毒规定的,方能批准开展研究
   D. 《麻醉药品和精神药品实验研究立项批件》可以转让
   E. 经批准开展实验研究的,应当在 2 年内完成药物临床前研究

5. 对于麻醉药品、精神药品的销售和使用说法正确的是(　　)
   A. 医疗机构须经所在地省级药监部门批准后方可取得购用印鉴卡
   B. 具有处方权的医师为患者首次开具麻醉药品处方时,要求患者或家属签署《知情同意书》

C. 处方医生应尽可能严控患者对麻醉药品的用药需求

D. 医疗机构只能向本省内的区域性批发企业购买麻醉药品

E. 麻醉药品、第一类精神药品区域性批发企业不可以从事第二类精神药品批发业务

6. 目前属于第二类精神药品管理范围的是（　　）

  A. 麦角乙二胺   B. 三唑仑   C. 咖啡因

  D. 可待因   E. 复方樟脑酊

7. 苯巴比妥和氯胺酮分别属于（　　）

  A. 第一类精神药品和麻醉药品   B. 第一类精神药品和第二类精神药品

  C. 第二类精神药品和麻醉药品   D. 第二类精神药品和第一类精神药品

  E. 都属于第一类精神药品

8. 麻醉药品药用原植物种植企业未依照规定报告种植情况的,应责令限期改正,给予警告;逾期不改正的,处（　　）

  A. 5 万元以上 10 万元以下的罚款   B. 2 万元以上 5 万元以下的罚款

  C. 1 万元以上 3 万元以下的罚款   D. 5000 元以上 2 万元以下的罚款

  E. 5000 元以上 1 万元以下的罚款

9. 现在体育运动中运用比较少的兴奋剂是（　　）

  A. 刺激剂   B. 麻醉止痛剂   C. 合成类固醇类

  D. 利尿剂   E. β-受体拮抗剂

10. 在国际麻醉药品和精神药品管制机构中,负责编写全世界麻醉药品和精神药品管理情况的年度报告的机构是（　　）

  A. 联合国麻醉药品委员会   B. 国际麻醉品管制局

  C. 联合国国际药物管制规划署   D. 世界卫生组织

  E. 国际刑警组织

（二）B 型选择题（配伍选择题）备选答案在前,试题在后。每组 2~4 题,每组题均对应同一组备选答案。每个备选答案可以重复选用,也可以不选用。

[1~4 题]

  A. 公安部   B. 卫生部   C. 国家体育主管部门

  D. 国家农业主管部门   E. 国家食品药品监督管理局

1. 兴奋剂的主管部门是（　　）

2. 药品类易制毒化学品生产、经营的主管部门是（　　）

3. 负责医疗机构精神药品合理使用的管理部门是（　　）

4. 对麻醉药品原植物流入非法渠道进行查处的是（　　）

[5~7 题]

  A. 度冷丁   B. 麻黄素   C. 麦角胺   D. 戊巴比妥   E. 疫苗

5. 属于药品类易制毒化学品,与咖啡因组成复方属第二类精神药品的是（　　）

6. 既属于麻醉药品,又属于兴奋剂的是（　　）

7. 需要经过批签发方能使用的是（　　）

[8~11 题]

    A. 处 5 万元以上 10 万元以下的罚款   B. 处 2 万元以上 5 万元以下的罚款

    C. 处 1 万元以上 3 万元以下的罚款   D. 处 5000 元以上 2 万元以下的罚款

    E. 处 5000 元以上 1 万元以下的罚款

根据《麻醉药品和精神药品管理条例》：

8. 采取欺骗手段取得麻醉药品和精神药品的实验研究资格,情节严重的(　　)

9. 违反运输麻醉药品和精神药品规定的(　　)

10. 第二类精神药品零售企业违反规定销售第二类精神药品的(　　)

11. 定点批发企业未对医疗机构履行送货义务的(　　)

[12~14 题]

    A. 1 年   B. 2 年   C. 3 年   D. 4 年   E. 5 年

12. 麻醉药品专用账册的保存期限应当自药品有效期期满之日起不少于(　　)

13. 《麻醉药品、第一类精神药品购用印鉴卡》的有效期为(　　)

14. 药品零售连锁企业按规定销售第二类精神药品并将处方保存(　　)

（三）X 型选择题（多项选择题）每题的备选答案中有 2 个或 2 个以上的正确答案。

1. 根据《麻醉药品和精神药品管理条例》,须由所在的省级食品药品监督管理局批准或确定的是(　　)

    A. 开展麻醉药品和精神药品实验研究活动

    B. 从事麻醉药品、第一类精神药品的生产企业

    C. 从事第二类精神药品原料药生产的企业

    D. 从事第二类精神药品制剂生产的企业

    E. 定点区域性批发企业从定点生产企业购进麻醉药品和第一类精神药品制剂

2. 经营麻醉药品和第一类精神药品叙述准确的是(　　)

    A. 全国性批发企业应当具备经营 90% 以上品种规格的能力

    B. 区域性批发企业应当具备经营 50% 以上品种规格的能力

    C. 区域性批发企业确需跨省销售的,须经国家食品药品监督管理局批准

    D. 不得零售,并由批发企业送货上门

    E. 全国性批发企业可以直接向取得使用资格的医疗机构销售

3. 医疗机构申请《印鉴卡》需要具备的条件包括(　　)

    A. 有与使用麻醉药品和第一类精神药品相关的诊疗科目

    B. 有经过麻醉药品和第一类精神药品培训的、专职从事麻醉药品和第一类精神药品管理的药学专业技术人员

    C. 有获得麻醉药品和第一类精神药品处方资格的执业医师

    D. 有保证麻醉药品和第一类精神药品安全储存的设施和管理制度

    E. 有开展对药物依赖性研究监测的独立部门和报告制度

4. 下列中属于第一类精神药品的有(　　)

    A. 氯胺酮   B. 阿普唑仑   C. 芬太尼   D. 匹莫林   E. 哌醋甲酯

5. 销售前或进口时应当按照规定由指定的药品检验机构进行检验或者审核批准的

包括( )

  A. 疫苗类制品   B. 中药注射剂

  C. 血液制品   D. 人用抗生素

  E. 用于血源筛查的体外诊断试剂

（四）判断题 正确的画(√)，错误的画(×)，并将错误之处改正。

1. 可以认为，"药物滥用"与"吸毒"没有本质上的区别。 ( )
2. 定点生产企业不能将第二类精神药品制剂销售给区域性批发企业。 ( )
3. 定点麻醉药品区域性批发企业向医疗机构销售麻醉药品必须将药品送至医疗机构。 ( )
4. 癌症疼痛患者在医疗机构配得麻醉药品后，其病历由医疗机构保管。 ( )
5. 每批疫苗在销售前必须由指定的药品检验机构实行强制性检验。 ( )
6. 对处方未注明"生用"的毒性中药，应当付炮制品。 ( )
7. 含有短半衰期放射性核素的药品，可以边检验边出厂。 ( )
8. 兴奋剂是指能使运动员提高比赛成绩的药品。 ( )

（五）问答题

1. 为什么要对麻醉药品和精神药品进行特殊管理？
2. 麻醉药品、精神药品的种植与研究有什么特殊规定？
3. 麻醉药品和精神药品的定点生产企业应当具备哪些条件？
4. 医疗机构取得麻醉药品的《印鉴卡》应当具备哪些条件？
5. 为什么要对药品类易制毒化学品进行严格管理？
6. 兴奋剂对人体与社会可能带来哪些危害？
7. 试阐述生物制品批签发的工作程序。

三、参考答案

（一）A 型选择题

1. D   2. E   3. C   4. B   5. B   6. C   7. D   8. A   9. E   10. B

（二）B 型选择题

1. C   2. E   3. B   4. A   5. C   6. A   7. E   8. C   9. B   10. D

11. B   12. E   13. C   14. B

（三）X 型选择题

1. DE   2. ACD   3. ABCD   4. AE   5. ACE

（四）判断题

1. （√）

2. （×）应为：定点生产企业可以将第二类精神药品制剂销售给区域性批发企业。

3. （√）

4. （√）

5. （×）应为：每批疫苗在销售前必须实行强制性资料审查或实验室检验。

6.（√）

7.（√）

8.（×）应为：兴奋剂是指所有在体育竞赛中禁用的药品。

（五）问答题

1. 麻醉药品、精神药品在医疗中广泛使用，不可缺少，其中有的药品疗效独特，目前尚无其他药品可以代替。这些药品在防治疾病、维护人们健康方面起了积极作用，具有不可否认的医疗和科学价值。但是也由于其各自存在独特的毒副作用，若管理不当，滥用或流入非法渠道，将会危害使用者个人的健康，并造成严重的公共卫生和社会问题。

2. 国家食品药品监督管理局根据麻醉药品和精神药品的需求总量制定年度生产计划。同时，与国务院农业主管部门根据麻醉药品年度生产计划，制定麻醉药品药用原植物年度种植计划。麻醉药品药用原植物种植企业按计划种植，并定期向国家食品药品监督管理局和国务院农业主管部门报告种植情况。

麻醉药品药用原植物种植企业由国家食品药品监督管理局和国务院农业主管部门共同确定，其他单位和个人不得种植麻醉药品药用原植物。

3. 麻醉药品和精神药品的定点生产企业应当具备的条件包括：①有药品生产许可证；②有麻醉药品和精神药品实验研究批准文件；③有符合规定的麻醉药品和精神药品生产设施、储存条件和相应的安全管理设施；④有通过网络实施企业安全生产管理和向药品监督管理部门报告生产信息的能力；⑤有保证麻醉药品和精神药品安全生产的管理制度；⑥有与麻醉药品和精神药品安全生产要求相适应的管理水平和经营规模；⑦麻醉药品和精神药品生产管理、质量管理部门的人员应当熟悉麻醉药品和精神药品管理以及有关禁毒的法律、行政法规；⑧没有生产、销售假药、劣药或者违反有关禁毒的法律、行政法规规定的行为；⑨符合国务院药品监督管理部门公布的麻醉药品和精神药品定点生产企业数量和布局的要求。

4. 医疗机构取得《印鉴卡》需要具备的条件包括：①有与使用麻醉药品和第一类精神药品相关的诊疗科目；②具有经过麻醉药品和第一类精神药品培训的、专职从事麻醉药品和第一类精神药品管理的药学专业技术人员；③有获得麻醉药品和第一类精神药品处方资格的执业医师；④有保证麻醉药品和第一类精神药品安全储存的设施和管理制度。

5. 毒品的制造是一个复杂的化学反应过程，常与一些化学药品、化学试剂有关。例如从鸦片加工成海洛因，需要醋酸酐、乙醚、三氯甲烷等医药或化工原料，醋酸酐、乙醚、三氯甲烷等本身不是毒品，但由于其在毒品生产中起着不可或缺的作用，是生产合成毒品的重要辅助原料，因而经常被毒品犯罪分子用来生产毒品，所以严格控制这些物品，使其不致流入毒品犯罪分子手中，实际上也就等于控制和限制了毒品的生产。国家对这些物品的生产、运输、销售等制定了相应的管理办法，实行严格管制。

6. 兴奋剂可能带来的危害包括：①危害运动员的身心健康；②有违公平竞争的体育精神；③破坏维护竞技体育科学训练的基本原则；④造成国内和国际体育声誉上的恶劣影响。

7. 凡是需要按照批签发管理的生物制品在生产、检验完成后，药品生产企业应当填写《生物制品批签发申请表》，向承担批签发检验或者审核的药品检验机构申请批签发。承担批签发的药品检验机构的批签发检验或者审核工作可单独采取资料审查的形式，也可采取资料审查和样品检验相结合的方式。样品检验分为全部项目检验和部分项目检验。

　　具体品种所采用的批签发检验或者审核方式以及检验的项目,由中国食品药品检定研究院负责组织论证后确定,报国家食品药品监督管理局批准,并予公告。承担批签发检验或者审核工作的药品检验机构应当在规定的工作时限内完成批签发检验或者审核工作。

(叶　桦)

第八章 | 中药管理

一、本章学习要点

本章介绍了中药的概念；药品管理法律、法规对中药材、中药饮片、中成药的管理规定；中药保护品种等级划分及保护措施；野生药材资源保护的具体办法以及《中药材生产质量管理规范》。

主要内容为：

1. 中药系指在中医辨证理论的指导下，具有能用独特的性能描述其药性理论，用中医药学术语言表述其功效，依据君臣佐使关系、按照配伍规律组成一个整体功效的复方，施治于人的疾病和具有保健作用的物质，包括中药材、中药饮片和中成药。

2. 中药现代化是指基于传统中药的经验和临床，依靠现代先进的科学技术、方法、手段，遵循严格的规范标准，研制出优质、高效、安全、稳定、质量可控、服用方便并具有现代剂型的新一代中药，符合并达到国际主流市场标准，药品可在国际上广泛流通、世人共享。

3. 中药材管理的规定：城乡集市贸易市场可以出售中药材；药品经营企业销售中药材，必须标明产地。发运中药材必须有包装。在每件包装上，必须注明品名、产地、日期、调出单位，并附有质量合格的标志。进口药材需要办理《进口药材批件》；出口药材必须符合中药的重金属、砷盐及农药残留的限量指标要求。

4. 中药饮片的管理规定：中药饮片，必须按照国家药品标准炮制；国家药品标准没有规定的，必须按照省、自治区、直辖市药品监督管理部门制定的炮制规范炮制。

生产中药饮片，应当选用与药品质量相适应的包装材料和容器；包装不符合规定的中药饮片，不得销售。中药饮片包装必须印有或贴有标签。中药饮片的标签必须注明品名、规格、产地、生产企业、产品批号、生产日期，实施批准文号管理的中药饮片还必须注明药品批准文号。

5.《医院中药饮片管理规范》对各级各类医院中药饮片的采购、验收、保管、调剂、临方炮制、煎煮等管理进行了规定。

国家药品监督管理部门对毒性中药材的饮片，实行统一规划、合理布局、定点生产。加强对定点生产毒性中药材的饮片企业的管理。严禁从非法渠道购进毒性中药饮片。毒性中药饮片必须实行专人、专库（柜）、专账、专用衡器，双人双锁保管，做到账、货、卡相符。

6. 中药品种保护的目的是：提高中药品种的质量，保护中药生产企业的合法权益，促进中药事业的发展。对保护中药名优产品，保护中药研制生产的知识产权，提高中药质量和信誉，推动中药制药企业的科技进步，开发临床安全有效的新药和促进中药走向国际医药市场均具有重要的意义。

7. 中药保护品种分为一级和二级。中药一级保护品种的保护期限分别为 30 年、20 年、10 年,中药二级保护品种的保护期限为 7 年。

一级保护品种的处方组成、工艺制法必须保密。被批准保护的中药品种在保护期内仅限于已获得《中药保护品种证书》的企业生产。擅自仿制和生产中药保护品种的,由县级以上药品监督管理部门以生产假药依法论处。

8. 国家重点保护的野生药材物种分为三级管理。禁止采猎一级保护野生药材物种。采猎、收购二、三级保护野生药材物种必须按照批准的计划执行。采猎者必须持有采药证,需要进行采伐或狩猎的,必须申请采伐证或狩猎证。不得在禁止采猎区、禁止采猎期采猎二、三级保护野生药材物种,并不得使用禁用工具进行采猎。

9.《中药材生产质量管理规范》(GAP)从保证中药材质量出发,规范中药材各生产环节以至全过程,以控制药材质量的各种因子,达到药材真实、优质、稳定、可控的目的,是中药材生产和质量管理的基本准则。适用于中药材生产企业生产中药材(含植物药及动物药)的全过程。其核心内容和最终目标就是生产优质高效的药材。

《中药材 GAP 证书》有效期一般为 5 年,生产企业在证书有效期满前 6 个月,按照规定重新申请中药材 GAP 认证。

二、复 习 题

(一) A 型选择题(最佳选择题)备选答案中只有一个最佳答案。

1. 中药的类别具体包括( )
   A. 中药材、中成药
   B. 中药材、中药饮片
   C. 中药饮片、中成药
   D. 中药材、中药饮片、中成药
   E. 中草药、中成药

2.《药用植物及制剂进出口绿色行业标准》规定黄曲霉毒素含量应( )。
   A. ≤5μg/kg
   B. ≤10μg/kg
   C. ≤15μg/kg
   D. ≤20μg/kg
   E. ≥5μg/kg

3. 中药材指纹图谱系指中药材经适当处理后,采用一定的分析手段得到的能够标示( )
   A. 该中药材共有峰的图谱
   B. 该中药材特性的图谱
   C. 该中药材特性的共有峰图谱
   D. 该中药材组织结构的图谱
   E. 该中药材组织结构的特征图谱

4. 建立科学完善的中药质量标准体系和评价体系,应考虑以下因素( )
   A. 安全、有效、稳定
   B. 安全、有效、可控
   C. 安全、有效、稳定、可控
   D. 安全、有效、稳定、经济
   E. 安全、有效、经济、可控

5. 国家对野生药材资源实行( )
   A. 严禁采猎的原则

B. 限量采猎的原则

C. 保护和采猎相结合的原则

D. 保护与鼓励人工种养相结合的原则

E. 保护、采猎相结合的原则,并创造条件开展人工种养

6. 采猎二、三级保护野生药材物种必须持有(　　)

    A. 许可证　　　　　　　　B. 采伐证　　　　　　　　C. 采药证

    D. 狩猎证　　　　　　　　E. 准许证

7. 中药二级保护品种的保护期限是(　　)

    A. 3 年　　　　　　　　　B. 5 年　　　　　　　　　C. 7 年

    D. 10 年　　　　　　　　 E. 15 年

8. 对擅自仿制和生产中药保护品种的,药品监督管理部门以(　　)

    A. 生产劣药依法论处　　　　　　B. 生产假药依法论处

    C. 无证生产药品论处　　　　　　D. 生产假、劣药品论处

    E. 非法研制、生产假、劣药品论处

9. GAP 的核心是规范中药材生产过程以(　　)

    A. 保证药材的质量稳定、可控　　　B. 保证药材的质量和疗效

    C. 保证药材安全、有效　　　　　　D. 保证药材安全、有效、质量稳定

    E. 保证药材有效、质量可控

10. 我国 GAP 规定,患有何种疾病的人员不得从事直接接触药材的工作(　　)

    A. 传染病、皮肤病者

    B. 传染病、皮肤病或心脑血管疾病者

    C. 传染病、皮肤病或外伤性疾病者

    D. 传染病、外伤性疾病或心脑血管疾病者

    E. 皮肤病、外伤性疾病或心脑血管疾病者

（二）B 型选择题(配伍选择题)备选答案在前,试题在后。每组 2~4 题,每组题均对应同一组备选答案。每个备选答案可以重复选用,也可以不选用。

[1~5 题]

    A. 羚羊角　　　　　　　　B. 肉苁蓉　　　　　　　　C. 天麻

    D. 丹参　　　　　　　　　E. 杜仲

1. 濒临灭绝状态的稀有珍贵野生药材物种是(　　)

2. 分布区域缩小,资源处于衰竭状态的野生药材物种是(　　)

3. 列入国家二级保护的野生药材是(　　)

4. 禁止采猎的野生药材物种是(　　)

5. 资源严重减少的野生药材是(　　)

[6~10 题]

    A.《中华人民共和国药品管理法》

    B.《中华人民共和国药品管理法实施条例》

    C.《药品注册管理办法》

    D.《中药材生产质量管理办法》

E.《中药品种保护条例》

6. "国家保护野生药材资源,鼓励培育中药材"出自(　　)

7. "国家实行中药品种保护制度,具体办法由国务院制定"出自(　　)

8. "生产中药饮片,应当选用与药品质量相适应的包装材料和容器"出自(　　)

9. "对野生或半野生药用动植物的采集应坚持最大持续产量原则"出自(　　)

10. "药品经营企业销售中药材,必须标明产地"出自(　　)

[11~15题]

A. 中药一级保护　　　　　　　　B. 中药二级保护

C. 专利保护　　　　　　　　　　D. 设立新药监测期

E. 未披露数据保护

11. 对特定疾病有特殊疗效的品种可以申请(　　)

12. 对特定疾病有显著疗效的品种可以申请(　　)

13. 用于预防和治疗特殊疾病的品种可以申请(　　)

14. 从天然药物中提取的有效物质及特殊制剂可以申请(　　)

15. 相当于国家一级保护野生药材物种的人工制成品可以(　　)

(三) X 型选择题(多项选择题)**每题的备选答案中有 2 个或 2 个以上的正确答案。**

1. 制定《中药品种保护条例》的目的是(　　)

A. 提高中药品种的质量

B. 提高中药品种的质量、增加中药数量

C. 保护中药生产企业的合法权益

D. 保护和合理利用中药资源

E. 促进中药事业的发展

2.《中药品种保护条例》适用于中国境内生产制造的(　　)

A. 中药材　　　　　　　　　　B. 中药饮片

C. 中成药　　　　　　　　　　D. 天然药物的提取物及其制剂

E. 中药人工制成品

3. 属于二级保护的野生药材是(　　)

A. 甘草　　　　　　　　　　　B. 黄连

C. 厚朴　　　　　　　　　　　D. 细辛

E. 连翘

4. 我国中药材生产存在的问题是(　　)

A. 种质不清　　　　　　　　　B. 种植、加工技术不规范

C. 农药残留量严重超标　　　　D. 中药材质量低劣、抽检不合格率高

E. 野生资源破坏严重

5. 我国对毒性中药材的饮片实行(　　)

A. 统一规划　　　　　　　　　B. 合理布局

C. 集中生产　　　　　　　　　D. 统一管理

E. 定点生产

（四）判断题　正确的画（√），错误的画（×），并将错误之处改正。

1.《药品管理法实施条例》规定：对集中规模化栽培养殖、质量可控并符合国务院药品监督管理部门规定条件的中药材品种，实行批准文号管理。（　　）

2. 中药保护品种必须是列入国家药品标准的品种。（　　）

3. 三级保护野生药材的物种系指分布区域缩小，资源处于衰竭状态的重要野生药材物种。（　　）

4. 一级保护的野生药材主要有豹骨、羚羊角、鹿茸、熊胆、蕲蛇五种。（　　）

5. 发运中药材必须有包装。在每件包装上，必须注明品名、产地、日期、调出单位，并附有质量合格的标志。（　　）

6. 我国 GAP 的内容涵盖了中药材生产的全过程，是中药材生产的基本准则。

（　　）

7.《中药材 GAP 证书》的有效期一般为 3 年。（　　）

8. 中药饮片，必须按照国家药品标准炮制；国家药品标准没有规定的，必须按照省级药品监督管理部门制定的炮制规范炮制。（　　）

9. 国家中药品种保护审评委员会办公室是审批中药保护品种的专业技术审查和咨询机构。（　　）

10. 药品经营企业销售中药材，必须标明产地。（　　）

（五）问答题

1. 解释中药的含义。
2. 简述中药现代化的概念及中药现代化的战略目标。
3. 简述《药品管理法》及其《实施条例》对中药饮片管理的规定。
4. 中药品种保护的目的和意义？
5. 简述中药保护品种的范围及申请中药保护品种应具备的条件。
6. 简述我国对中药一级保护品种的保护措施。
7. 简述野生药材物种分级保护的基本情况。
8. 简述野生药材资源保护管理的具体办法。
9. 什么是 GAP，为什么要制定 GAP？
10. 简述 GAP 中关于中药采收及初加工的主要内容。

三、参考答案

（一）A 型选择题

1. D　　2. A　　3. C　　4. C　　5. E　　6. C　　7. C　　8. B　　9. A　　10. C

（二）B 型选择题

1. A　　2. E　　3. E　　4. A　　5. B　　6. A　　7. A　　8. B　　9. D　　10. A

11. A　　12. B　　13. A　　14. B　　15. A

（三）X 型选择题

1. ACE　　　　2. CDE　　　　3. ABC　　　　4. ABCDE　　　　5. ABE

（四）判断题

1.（√）

2.（√）

3.（×）应为：二级保护野生药材的物种系指分布区域缩小，资源处于衰竭状态的重要野生药材物种。

或改为：三级保护野生药材的物种系指资源严重减少的主要常用野生药材物种。

4.（×）应为：一级保护的野生药材主要有虎骨（已被禁止贸易）、豹骨、羚羊角、鹿茸（梅花鹿）。

5.（√）

6.（×）应为：我国 GAP 的内容涵盖了中药材生产的全过程，是中药材生产和质量管理的基本准则。

7.（×）应为：《中药材 GAP 证书》有效期一般为 5 年。

8.（√）

9.（√）

10.（√）

（五）问答题

1."中药的含义"可参见本章学习要点 1 中内容。

2."中药现代化的概念"可参见本章学习要点 2 中内容。

中药现代化的发展目标主要包括：①构筑国家现代化中药创新体系；②制订和完善现代中药标准和规范；③开发出一批疗效确切的中药新产品；④培育具有市场竞争优势的现代中药产业。

3.（1）《药品管理法》中涉及中药饮片管理的规定：

中药饮片的炮制，必须按照国家药品标准炮制，国家药品标准没有规定的，必须按照省、自治区、直辖市药品监督管理部门制定的炮制规范炮制。

生产新药或者已有国家标准的药品，须经国家药品监督管理部门批准，并发给批准文号；但是，生产没有实施批准文号管理的中药材和中药饮片除外。

实施批准文号管理的中药材、中药饮片品种目录，由国务院药品监督管理部门会同国务院中医药管理部门制定。

（2）《药品管理法实施条例》中涉及中药管理的规定：

生产中药饮片，应当选用与药品质量相适应的包装材料和容器；包装不符合规定的中药饮片，不得销售。中药饮片包装必须印有或贴有标签。

中药饮片的标签必须注明品名、规格、产地、生产企业、产品批号、生产日期，实施批准文号管理的中药饮片还必须注明药品批准文号。

4. 国家鼓励研制开发临床有效的中药品种，对质量稳定、疗效确切的中药品种实行分级保护制度，其目的是为了提高中药品种的质量，保护中药生产企业的合法权益，促进中药事业的发展。中药品种保护法规的颁布实施，标志着我国对中药的研制生产、管理工作走上了法制化轨道；对保护中药名优产品，保护中药研制生产的知识产权，提高中药质量和信誉，推动中药制药企业的科技进步，开发临床安全有效的新药和促进中药走向国际医药市场均具有重要的意义。

5. 中药保护品种中的"保护品种"必须是列入国家药品标准的品种。

申请中药一级保护品种应具备的条件:①对特定疾病有特殊疗效的;②相当于国家一级保护野生药材物种的人工制成品;③用于预防和治疗特殊疾病的。

申请中药二级保护品种应具备的条件:①符合上述一级保护的品种或者已经解除一级保护的品种;②对特定疾病有显著疗效的品种;③从天然药物中提取的有效物质及特殊制剂。

6. 中药一级保护品种的保护措施包括:①该品种的处方组成、工艺制法在保护期内由获得《中药保护品种证书》的生产企业和有关的药品监督管理部门、单位和个人负责保密,不得公开。负有保密责任的有关部门、企业和单位应按照国家有关规定,建立必要的保密制度。②向国外转让中药一级保护品种的处方组成、工艺制法,应当按照国家有关保密的规定办理。③因特殊情况需要延长保护期的,由生产企业在该品种保护期满前6个月,依照中药品种保护的申请办理程序申报。由国家药品监督管理部门确定延长的保护期限,不得超过第一次批准的保护期限。

7. 国家重点保护的野生药材物种分为三级管理。

一级保护野生药材物种:系指濒临灭绝状态的稀有珍贵野生药材物种。

二级保护野生药材物种:系指分布区域缩小,资源处于衰竭状态的重要野生药材物种。

三级保护野生药材物种:系指资源严重减少的主要常用野生药材物种。

国家重点保护的野生药材物种名录共收载了野生药材物种76种,中药材43种。其中一级保护的野生药材物种4种,中药材4种;二级保护的野生药材物种27种,中药材17种;三级保护的野生药材物种45种,中药材22种。

8. (1)对一级保护野生药材物种的管理:禁止采猎一级保护野生药材物种。一级保护野生药材物种属于自然淘汰的,其药用部分由各级药材公司负责经营管理,但不得出口。

(2)对二、三级保护野生药材物种的管理:采猎、收购二、三级保护野生药材物种必须按照批准的计划执行。采猎者必须持有采药证,需要进行采伐或狩猎的,必须申请采伐证或狩猎证。不得在禁止采猎区、禁止采猎期采猎二、三级保护野生药材物种,并不得使用禁用工具进行采猎。二、三级保护野生药材物种的药用部分,除国家另有规定外,实行限量出口。

9. GAP系"Good Agricultural Practice"的简称,即《中药材生产质量管理规范》。GAP从保证中药材质量出发,规范中药材各生产环节以至全过程,以控制药材质量的各种因子,达到药材真实、优质、稳定、可控的目的,是中药材生产和质量管理的基本准则。其核心内容和最终目标就是生产优质高效的药材。适用于中药材生产企业生产中药材(含植物药及动物药)的全过程。

制定GAP的主要原因有:

(1)企业需要:生产、经营企业为了获得来源稳定、质量高、农药残留少的中药材,强烈要求在产地建立中药材基地,使中药材生产企业有章可循。

(2)是实现中药有效监督管理的需要:实施GAP,把中药材生产正式纳入药品监管体系,为药品监管部门实现中药有效监管提供了法律保证。

10. 野生或半野生药用动植物的采集应坚持"最大持续产量"原则,"最大持续产量"即不危害生态环境,可持续生产(采收)的最大产量。有计划地进行野生抚育、轮采与封育,确定适宜的采收期、采收年限和采收方法。所采用的采收机械、器具应保持清洁,无污染。药用部分采收后,应经拣选、清洗、切制或修整等加工,需干燥的应采用适宜的办法和技术迅速干燥。

鲜用药材可采用冷藏、砂藏、罐贮、生物保鲜等适宜的保鲜方法,尽可能不使用保鲜剂和防腐剂。对地道药材应按传统方法进行加工,如有改动,应提供充分的试验数据。

(万仁甫)

第九章 | 药品知识产权保护

一、本章学习要点

本章介绍了药品知识产权的概念、种类、特征，药品专利保护，药品商标保护，医药商业秘密和医药未披露数据的保护。

主要内容为：

1. 药品知识产权是指与医药行业有关的发明创造和智力劳动成果的财产权。包括著作权和工业产权两大类。而工业产权又包括药品专利权、药品商标权和医药商业秘密等。

2. 药品知识产权属于民事权利的范畴，与其他民事权利（如物权、债权）相比，具有无形性、专有性、时间性、地域性4个基本特征。

3. 药品专利，是指源于药品领域的发明创造，转化为一种具有独占权的形态，是各国普遍采用的以独占市场为主要特征的谋求市场竞争有利地位的一种手段。分为发明、实用新型及外观设计三类。药品发明专利包括产品发明专利、制备方法发明专利、药品新用途发明专利。

4. 发明专利申请的审批程序包括申请受理、初步审查、早期公告、实质审查以及授权5个阶段，实用新型或者外观设计专利申请在审批中不进行早期公布和实质审查，只有受理、初步审查和授权3个阶段。

5. 授予专利权的发明和实用新型应具备新颖性、创造性和实用性；授予专利权的外观设计，应当同申请日以前在国内外出版物上公开发表过或者国内公开使用过的外观设计不相同和不相近似，并不得与他人先取得的合法权利相冲突。

6. 专利侵权，是指未经专利权人许可，实施其专利（即以生产经营为目的制造、使用、销售、许诺销售、进口其专利产品或依照专利方法直接获得产品）的行为。解决专利侵权的纠纷包括行政程序、司法程序两种方式，同时追究侵权行为人应当承担的法律责任，包括民事责任、行政责任与刑事责任。

7. 药品商标是指文字、图形、字母、数字、三维标志或颜色组合，以及上述要素的组合，能够将某药品生产者、经营者的药品和服务区别于他人生产、经营的药品或医疗服务的可视性标记。药品商标具有以下特点：必须与医药行业的属性相吻合；申请人用药品商标时应当附送药品批准证明文件；药品商标不得使用药品通用名称；药品商标叙述性词汇多，不易把握。

8. 药品商标权，是指医药商标所有人对其在国家商标局依法注册的商标所享有的权利，具有独占性、时效性、地域性的特征。我国注册商标的有效期为10年，有效期满需要继续使用的，应当在期满前6个月内申请续展注册，每次续展注册的有效期为10年。

9. 医药商标侵权行为，是指侵犯他人有效的医药商标专有使用权的行为。医药商标侵权的保护,包括行政保护、司法保护、自我保护和消费者社会保护。

10. 医药商业秘密,是指在医药行业中,不为公众所知悉、能为权利人带来经济利益、具有实用性并经权利人采取保密措施的技术信息和经营信息。商业秘密权,是指商业秘密所有人对于其商业秘密所享有的不受非法侵犯的权利。我国对医药商业秘密的保护采取法律保护和权利人自我保护两种方式。

11. 医药未披露数据是指在含有新型化学成分药品注册过程中,申请者为获得药品生产批准证明文件向药品注册管理部门提交的关于药品安全性、有效性、质量可控性的未披露的试验数据。主要包括针对试验系统的试验数据、针对人体的临床试验数据和针对生产工艺流程、生产设备与设施、生产质量控制等的研究数据。

二、复 习 题

(一) A 型选择题(最佳选择题)备选答案中只有一个最佳答案。

1. 知识产权中的工业产权不包括( )
   A. 专利权 B. 商标权 C. 专利权和商标权
   D. 著作权 E. 商业秘密
2. 须经批准授权的知识产权是( )
   A. 植物新品种权 B. 著作权 C. 著作邻接权
   D. 商业秘密权 E. 发表权
3. 有关商标注册的下列表述中不正确的是( )
   A. 申请人必须委托商标代理机构进行申请
   B. 药品商标必须与医药行业的属性相吻合
   C. 申请人用药品商标时应当附送药品批准证明文件
   D. 申请人既可以委托商标代理机构也可以自行申请
   E. 商标注册实行自愿申请原则
4. 我国专利法开始实施的日期是( )
   A. 1983 年 3 月 1 日 B. 1991 年 6 月 1 日 C. 1985 年 4 月 1 日
   D. 2001 年 7 月 1 日 E. 1984 年 4 月 1 日
5. 用作药品辅料的新化合物可以申请( )
   A. 实用新型专利 B. 外观设计专利 C. 产品发明专利
   D. 方法发明专利 E. 商品商标
6. 以下对象中可获得外观设计专利权的是( )
   A. 一种新药 B. 药品的包装盒 C. 药品的制造方法
   D. 药品的处方 E. 新的用途
7. 外观设计专利权的保护范围应当以( )
   A. 专利权人制造的产品为准
   B. 以专利权人的销售广告为准
   C. 以申请人在申请时提交的设计图或照片为准
   D. 以申请人在申请时提交的简要说明为准

E. 只以申请人在申请时提交的照片为准

8. 发明专利的保护范围以（　　　）为准。

   A. 专利请求书　　　　　　　　B. 说明书　　　　　　　C. 摘要

   D. 权利要求书　　　　　　　　E. 附图

9. 在中国，实用新型和外观设计专利申请（　　　）

   A. 须经过实质审查后授权　　　　　　B. 经初审合格后即授权

   C. 递交申请后即可授权　　　　　　　D. 经过形式审查和实质审查后才可授权

   E. 公告后授权

10. 以下医药商业秘密论述错误的是（　　　）

    A. 不为公众所知悉的技术信息和经营信息

    B. 能为权利人带来经济利益的技术信息和经营信息

    C. 具有实用性的技术信息和经营信息

    D. 经权利人采取保密措施的技术信息和经营信息。

    E. 能够永久独占的技术信息和经营信息

（二）B 型选择题（配伍选择题）备选答案在前，试题在后。每组 2~4 题，每组题均对应同一组备选答案。每个备选答案可以重复选用，也可以不选用。

[1~5 题]

   A. 6 年　　　　B. 10 年　　　　C. 20 年　　　　D. 30 年　　　　E. 无时间限制

1. 我国发明专利权的期限为（　　　）

2. 我国实用新型专利权和外观设计专利权的期限为（　　　）

3. 注册商标权的有效期为（　　　）

4. 我国商业秘密保护权（　　　）

5. 医药未披露数据保护的期限为（　　　）

[6~10 题]

   A. 驰名商标　　　B. 著名商标　　　C. 知名商标　　　D. 注册商标　　　E. 联合商标

6. 由国务院工商管理部门认定，享有较高声誉并为相关公众所熟知的商标是（　　　）

7. 由省级工商管理部门认可的，具有较高声誉和市场知名度的商标是（　　　）

8. 由市一级工商管理部门认可的，具有较高声誉和市场知名度的商标是（　　　）

9. 商标所有人在自己生产或销售的相同或类似的商品上注册几个近似的商标是（　　　）

10. 经商标局核准注册的商标是（　　　）

（三）X 型选择题（多项选择题）每题的备选答案中有 2 个或 2 个以上的正确答案。

1. 下列各项中，中国专利法规定不授予专利权的是（　　　）

   A. 动物和植物新品种　　　　　　　　B. 智力活动的规则和方法

   C. 疾病的诊断和治疗方法　　　　　　D. 科学发现

   E. 药品和化学物质

2. 商标禁止使用的标志是（　　　）

   A. 与中国国旗相同的

B. 与中国中央政府所在地标志性建筑、名称相同的

C. 外国州、省行政区划名称

D. 与"红十字"名称相同的

E. 带有民族歧视性的

3. 我国专利法规定发明专利申请人应当提交的专利申请文件有（　　）

A. 请求书　　　　　　B. 权利要求书　　　　　C. 说明书

D. 摘要　　　　　　　E. 照片

4. 方法发明专利人享有下列哪些权利（　　）

A. 独占实施权　　　　B. 专利许可权　　　　　C. 专利转让权

D. 专利标记权　　　　E. 人身权

5. 医药商业秘密包括（　　）

A. 医药品的研究开发　　　B. 药品市场营销　　　　C. 药品技术转让

D. 企业的投资途径　　　　E. 人员客户网络

（四）判断题　正确的画（√），错误的画（×），并将错误之处改正。

1. 我国专利法规定，具备实施条件的单位或个人，可以申请并取得发明和实用新型专利强制许可。　　　　　　　　　　　　　　　　　　　　　　　　　（　　）

2. 某医药企业注册的"三九"牌商标被国家工商总局评为驰名商标，该医药企业认为该商标使用在所有的商品上都能受到商标法的保护。　　　　　　　　　　　（　　）

3. 不管是在职务发明还是在非职务发明中，发明人或设计人的权利都是独立存在的。　　　　　　　　　　　　　　　　　　　　　　　　　　　　　　　　　（　　）

4. 外国人或企业在中国境内可自行申请商标注册。　　　　　　　　　　（　　）

5. 甲单位委托乙单位完成的发明创造被乙单位申请专利并被授予专利权后，甲单位可以许可有关的合作单位使用。　　　　　　　　　　　　　　　　　　　　（　　）

6. 药品专利保护是医药领域知识产权的保护类型中最为彻底、最为全面的保护方式。　　　　　　　　　　　　　　　　　　　　　　　　　　　　　　　　　（　　）

（五）问答题

1. 简述药品知识产权保护的意义。

2. 我国对药物发明创造采取哪些保护措施？

3. 药品商标注册有哪些特殊要求？

4. 医药商业秘密的特征有哪些？

5. 医药未披露数据的特征及保护的特点有哪些？

三、参考答案

（一）A 型选择题

1. D　　2. A　　3. A　　4. C　　5. C　　6. B　　7. C　　8. D　　9. B　　10. E

（二）B 型选择题

1. C　　2. B　　3. B　　4. E　　5. A　　6. A　　7. B　　8. C　　9. E　　10. D

（三）X 型选择题

1. ABCD　　2. ABDE　　3. ABCD　　4. BCDE　　5. ABCDE

（四）判断题

1.（√）

2.（×）应为：某医药企业注册的"三九"牌商标被国家工商总局评为驰名商标，该医药企业认为该商标使用在特定的商品上能受到商标法的保护。

3.（√）

4.（×）应为：外国人或企业在中国境内不可自行申请商标注册。

5.（×）应为：甲单位委托乙单位完成的发明创造被乙单位申请专利并被授予专利权后，甲单位不可许可有关的合作单位使用。

6.（√）

（五）问答题

1. 药品知识产权保护的意义有：①有利于激发医药科技创新的积极性；②有利于推动医药科技产业化发展；③有利于加强对外科技合作和交流；④有利于中药资源的保护和创新资源的合理配置。

2. 根据我国医药知识产权保护的法律体系，在我国对药物发明创造的保护可以采取以下措施：

（1）申请专利保护：专利保护以专利法为依托，是一种强有力的法律保障体系，对药物发明创造的保护是绝对垄断的、排他的，但存在保护的期限。

（2）采取绝对保密占有的保护形式：是指对其占有的科技成果采取各种行之有效的措施，使保密在最小范围之内，以保持一种垄断，通常又把这种技术保密诀窍称为"技术秘密"或专有技术。它是商业秘密的一种，没有保护期限的限制，但泄密的风险随时存在，并且他人通过非正当手段获取该成果时，即当然享有该成果。

（3）利用其他法律、法规对药品发明成果实行全方位、综合的保护：如商标保护和著作权保护。医药企业可以在药品被实行专利保护、行政保护、秘密保护的同时，利用药品的商品名，并通过注册商标申请使其成为注册商标来进行综合保护。行政保护和专利保护都有保护期限的限制，绝对保密占有方式时刻有泄密的风险，而药品商品名的商标化的好处在于 10 年保护期满企业只要及时续展，即可享有该药品商品名的永久独占权，即使其他医药企业生产相同组分的药品也不能使用，所带来的经济效益由商标注册人所独享。

3. 药品商标的特殊要求有：①药品商标必须与医药行业的属性相吻合；②申请人用药品商标时应当附送药品批准证明文件；③药品商标不得使用药品通用名称。

4. 医药商业秘密的特征有：①秘密性：医药商业秘密首先必须是处于秘密状态的信息，不可能从公开的渠道获悉；②价值性：商业秘密自身所蕴含的经济价值和市场竞争价值，能为权利人带来现实的或者潜在的经济利益，所有人因掌握商业秘密而拥有竞争优势，并能实现权利人经济利益的目的；③实用性：构成商业秘密的信息具有确定的可应用性；④保密性：有关信息的所有人主观上将该信息视为秘密，客观上则采取适当的保密措施以维持信息的秘密性；⑤历史性：医药商业秘密是多年实践经验和知识积累的结果，并随着时间的推移而发生变化；⑥合法性：医药商业秘密必须通过合法的方式原始取得或继受取得，如自己总结研究、合法许可、继承、转让等；⑦风险性：权利人不能以商业秘密为由对抗正当的竞争,即不能阻止他人独立研究开发出不谋而合的技术,也不能追回从自己手中逸出的商业秘密,更不能追究善意第三人的责任。

5. 医药未披露数据的特征及保护的特点:①医药未披露数据不具有独占性;②医药未披露数据获得的途径不具备创新性;③医药未披露数据保护,是在药品专利之后进行的知识产权保护形式,专利已公开的数据不在保护范围之内。

(岳淑梅)

第十章 | 药品信息管理

一、本章学习要点

本章介绍了药品说明书、标签和广告的概念,互联网药品信息服务的管理规定,重点介绍了药品说明书、标签的内容要求和格式,药品广告的范围、内容及禁止性规定。主要内容为:

1. 药品信息是指有关药品和药品活动的特征和变化。药品信息的来源很多,主要包括了解有关药事法律法规;拥有权威的参考书;查阅专业期刊;利用文献检索工具;参加学术会议、继续教育讲座;咨询药物信息机构;询问药品研发、生产、经营企业和利用法律或行政手段。

2. 药品说明书,是指药品生产企业印制并提供的,包含药理学、毒理学、药效学、医学等药品安全性、有效性中药科学数据和结论的,用以指导临床正确使用药品的技术性资料;药品标签,是指药品包装上印有或者贴有的内容。

3. 药品说明书和标签管理的原则包括:①国家审批制度,即药品说明书和标签由国家食品药品监督管理局予以核准;②药品说明书、标签内容书写的具体原则;③文字和用语要求,即药品说明书和标签的文字表述应当科学、规范、准确,药品说明书和标签中的文字应当清晰易辨,标识应当清楚醒目并加注警示语。

4. 药品说明书的内容要求主要有:药品说明书的编写依据;列出全部活性成分、中药药味、辅料药品;药品说明书修改注意事项;详细注明药品不良反应;药品名称和标识的要求等。

5. 药品标签的内容,包括药品的内标签应当包含的内容;药品外标签应当注明的内容;用于运输、储藏的包装的标签应当注明的内容;原料药的标签应当注明的内容。

6. 药品标签书写印制要求,包括药品名称的命名、字体与字号、颜色、位置的要求;注册商标的使用;专用标识的使用;对贮藏有特殊要求的药品,应当在标签的醒目位置注明;同一药品生产企业的同一药品的标签规定。

7.《药品广告审查办法》的主要内容包括:药品广告审查对象、药品广告审查的依据、药品广告审查机关和监督管理机关;药品广告批准文号、药品批准文号的申请人、申请药品批准文号应提交的材料、药品广告批准文号审查和程序、药品广告批准文号的有效期、药品广告批准文号注销和作废、《药品广告审查表》保存备查;对虚假违法广告的处理。

8.《药品广告审查发布标准》的主要内容包括:①药品广告范围和内容规定,包括不得发布广告的药品、处方药广告发布规定、药品广告内容原则性规定;②药品广告内容禁止性规定;③药品广告发布对象和时间规定;④对虚假违法广告的处罚。

9.《互联网药品信息服务资格证书》的相关规定包括:证书核发机构,证书的换发、收回和项目变更等。

10. 互联网药品信息服务的管理规定包括:标注《互联网药品信息服务资格证书》的证书标号,互联网站登载药品信息的规定,互联网站不得发布的药品信息等。

二、复 习 题

(一) A 型选择题(最佳选择题)备选答案中只有一个最佳答案。

1. 药品信息是指(　　)
   A. 有关药品的状态和改变状态的方式　　　B. 有关药品特征和变化
   C. 有关药品和药品活动的特征和变化　　　D. 有关药品的属性
   E. 有关药品的所有信息

2. 在药品说明书或标签上,不须注明的内容有(　　)
   A. 功能主治　　　　　　B. 用法用量　　　　　　C. 成分
   D. 商标　　　　　　　　E. 生产批准文号

3. 药品标签印制的依据是(　　)
   A. 药品的适应证或功能主治　　　　B. 药品的化学结构
   C. 药品说明书　　　　　　　　　　D. 药品生产企业申报药品的文件
   E. 省级药品监督管理部门的相关规定

4. 关于药品标签上的药品通用名称,以下说法错误的是(　　)
   A. 不得使用草书、篆书等不易识别的字体
   B. 对于横版标签,药品通用名称必须在上三分之一范围内显著位置标出
   C. 对于竖版标签,药品通用名称必须在左三分之一范围内显著位置标出
   D. 字体颜色应当使用黑色或者白色,与相应的浅色或者深色背景形成强烈反差
   E. 除因包装尺寸的限制而无法同行书写的,不得分行书写

5. 药品标签上的商品名称与通用名称所用字体的比例是(　　)
   A. 1:2　　　　　　　　B. 不得大于1:2　　　　C. 应为1:1
   D. 应为2:1　　　　　　E. 不得小于1:2

6. 中药注射剂说明书应当列出(　　)
   A. 全部中药药味及全部辅料名称
   B. 全部中药药味及单位剂量
   C. 全部中药药味及可能引起不良反应的辅料
   D. 全部中药药味及全部辅料用量
   E. 全部中药药味

7. 无须审查可以在大众媒介发布的药品广告是(　　)
   A. 仅宣传处方药药品名称的　　　　B. 仅宣传非处方药通用名称的
   C. 仅宣传非处方药商品名称的　　　D. 仅宣传药品名称的
   E. 仅宣传非处方药药品名称的

8. 互联网药品信息服务分为(　　)
   A. 经营性和非经营性两类　　　　　B. 营业性和非营业性两类

    C. 营利性和非营利性两类　　　　　　　D. 国营和私营两类

    E. 有偿服务性和无偿服务性两类

9. 以下关于药品广告说法正确的是(　　)

    A. 处方药不得在大众传播媒介发布广告,但可以向公众赠送医学专业期刊

    B. 可以处方药和非处方药的商品名称为各种活动冠名

    C. 药品广告必须标明药品生产企业或者药品经营企业名称

    D. 药品广告不得以儿童为诉求对象,但可以儿童名义介绍药品

    E. 药品广告可以说明治愈率或者有效率

10. 化学药品和治疗用生物制品说明书中独有的内容项是(　　)

    A. 功能主治　　　　　B. 药物过量　　　　　C. 药理毒理

    D. 药代动力学　　　　E. 药物相互作用

(二) B 型选择题(配伍选择题)备选答案在前,试题在后。每组 2~4 题,每组题均对应同一组备选答案。每个备选答案可以重复选用,也可以不选用。

[1~3 题]

    A. 处方药　　　　　　　　B. 非处方药　　　　　　　　C. 外用药品

    D. 医疗机构配制的制剂　　E. 化学药品和治疗用生物制品

1. 不得发布广告的药品是(　　)

2. 不得在大众传播媒介发布广告的药品是(　　)

3. 广告不得使用公众难以理解和容易引起混淆的医学、药学术语的药品是(　　)

[4~6 题]

    A. 1 年　　　　B. 2 年　　　　C. 3 年　　　　D. 4 年　　　　E. 5 年

4. 广告申请人应当将《药品广告审查表》原件保存(　　)

5. 《互联网药品信息服务资格证书》有效期为(　　)

6. 药品广告批准文号有效期为(　　)

[7~10 题]

    A. 右上角　　　　　　　B. 右下角　　　　　　　C. 上三分之一处

    D. 右三分之一处　　　　E. 边角位置

7. 非处方药专有标识的固定位置在印有中文药品通用名称一面的(　　)

8. 药品通用名在横版标签上的标处位置为(　　)

9. 药品通用名在竖版标签上的标处位置为(　　)

10. 药品标签使用药品注册商标,应印在标签的(　　)

[11~12 题]

    A. 标签的格式及颜色必须一致　　　　B. 标签应当明显区别

    C. 包装颜色应当明显区别　　　　　　D. 在标签的醒目位置注明

    E. 在说明书中醒目标示

11. 同一药厂生产的同一药品规格不同的,其(　　)

12. 同一药厂生产的同一药品,分别按处方药和非处方药管理的,两者的(　　)

[13~15 题]

    A. 撤销该品种药品广告批准文号,1 年内不受理该企业该品种广告申请

B. 采取行政强制措施,暂停该药品销售,责令发布更正启事

C. 1 年内不受理该企业该品种广告申请

D. 撤销该品种药品广告批准文号,3 年内不受理该企业该品种广告申请

E. 国家工商行政管理总局会同 SFDA 联合予以公告

13. 对任意扩大适应证范围,绝对化夸大疗效,严重误导消费者的违法广告,应当(　　)

14. 对发布虚假违法药品广告情节严重的(　　)

15. 篡改经批准的药品广告内容进行虚假宣传的(　　)

(三)X 型选择题(多项选择题)**每题的备选答案中有 2 个或 2 个以上的正确答案。**

1. 药品标签中有效期具体标注格式有(　　)

A. 有效期至×××年××月　　　　　B. 有效期至×××年××月××日

C. 有效期至×××.××.　　　　　　D. 有效期至×××/××/××

E. 有效期至××××年

2. 最小包装标签必须标注(　　)

A. 适应证　　　　B. 规格　　　　C. 有效期

D. 产品批号　　　E. 药品通用名称

3. 不得发布广告的药品有(　　)

A. 批准试生产的药品　　　　　　B. SFDA 明令停止或禁止生产的

C. 军队特需药品　　　　　　　　D. 医疗机构制剂

E. 特殊管理的药品

4. 药品包装不得夹带的材料(　　)

A. 企业介绍文字资料　　　　　　B. 产品介绍文字资料

C. 企业宣传音像资料　　　　　　D. 产品宣传音像资料

E. 企业宣传资料

5. 以下关于互联网药品信息服务说法正确的是(　　)

A. 提供互联网药品信息服务的网站不得发布特殊管理药品的产品信息

B. 提供互联网药品信息服务的申请应当以一个网站为基本单元

C. 提供互联网药品信息服务的网站发布药品广告必须经过药品监督管理部门审查批准并注明广告审查批准文号

D. 申请提供互联网药品信息服务应有 1 名以上熟悉药品、医疗器械管理法律、法规和药品、医疗器械专业知识,或依法经过资格认定的药学、医疗器械技术人员

E. 各省级药品监督管理部门对本辖区内申请互联网药品信息服务的互联网站进行审查并核发《互联网药品信息服务资格证书》

(四)判断题　正确的画(√),错误的画(×),并将错误之处改正。

1. 信息化水平已成为衡量国家社会、经济、科技的发展和管理水平的主要标志。　　　　　　　　　　　　　　　　　　　　　　　　　(　　)

2. 药品说明书和标签由药品监督管理部门核准。　　　　　　(　　)

3. 中药、天然药物处方药说明书格式有 22 项,各项名称均与化学药品说明书相同,仅少一项"不良反应"。　　　　　　　　　　　　　　　　　　　　　　　　　　　（　　）

4. 药品内外标签、运输储藏标签和原料药标签上均含有的项目是"药品通用名称"、"生产日期"、"产品批号"、"有效期"。　　　　　　　　　　　　　　　　　　　（　　）

5. 省级药品监督管理部门是药品广告的监督管理机关。　　　　　　　　　（　　）

6. 处方药广告的忠告语是"请按药品说明书使用"。　　　　　　　　　　（　　）

7. SFDA 对经营性互联网药品信息服务的网站实施监管。　　　　　　　（　　）

8. 同一药品生产企业生产的同一药品,包装规格相同的,其标签的内容格式可以明显区别。　　　　　　　　　　　　　　　　　　　　　　　　　　　　　　　（　　）

9. 治疗用生物制品有效期的标注按照国家食品药品监督管理局批准的注册标准执行,预防用生物制品有效期的标注自分装日期计算,其他药品有效期的标注自生产日期计算。　　　　　　　　　　　　　　　　　　　　　　　　　　　　　　　（　　）

10. 药品广告中不得以产品注册商标代替药品名称进行宣传,但经批准作为药品商品名称使用的文字型注册商标除外。　　　　　　　　　　　　　　　　　　　（　　）

（五）问答题

1. 解释下列术语:药品信息、药品说明书、药品标签、药品广告、互联网药品信息服务。

2. 简述药品信息的收集渠道。

3. 简述药品说明书的内容要求。

4. 药品标签的书写印制有哪些规定?

5. 概述药品广告批准文号注销或作废的情形。

6.《药品广告审查发布标准》对药品广告中有关药品功能疗效的宣传,有哪些禁止性规定?

7. 提供互联网药品信息服务应具备的条件及管理规定是什么?

三、参 考 答 案

（一）A 型选择题

1. C　　2. D　　3. C　　4. C　　5. B　　6. A　　7. E　　8. A　　9. C　　10. B

（二）B 型选择题

1. D　　2. A　　3. B　　4. B　　5. E　　6. A　　7. A　　8. C　　9. D　　10. E

11. B　　12. C　　13. B　　14. E　　15. A

（三）X 型选择题

1. ABCD　　2. BCDE　　3. ABCDE　　4. ABCDE　　5. ABCE

（四）判断题

1.（√）

2.（×）应为:药品说明书和标签由国家食品药品监督管理部门核准。

3.（×）应为:中药、天然药物处方药说明书格式有 22 项,各项名称均与化学药品说明书相同,仅少一项"药物过量"。

4.（√）

5.（×）应为：省级药品监督管理部门是药品广告的审查机关。

6.（×）应为：处方药广告的忠告语是"本广告仅供医学药学专业人士阅读"。

7.（×）应为：SFDA 对全国提供互联网药品信息服务的网站实施监督管理。

8.（×）应为：同一药品生产企业生产的同一药品，包装规格相同的，其标签的内容格式必须一致。

9.（×）应为：预防用生物制品有效期的标注按照国家食品药品监督管理局批准的注册标准执行，治疗用生物制品有效期的标注自分装日期计算，其他药品有效期的标注自生产日期计算。

10.（√）

（五）问答题

1. 药品信息，是指有关药品和药品活动的特征和变化。包括两方面：一是有关药品特征、特性和变化方面的信息；二是有关药品活动方面的信息。

药品说明书，是指药品生产企业印制并提供的，包含药理学、毒理学、药效学、医学等药品安全性、有效性重要科学数据和结论的，用以指导临床正确使用药品的技术性资料。

药品标签，是指药品包装上印有或者贴有的内容，分为内标签和外标签。药品内标签指直接接触药品的包装的标签，外标签指内标签以外的其他包装的标签。

药品广告，是指凡利用各种媒介或者形式发布的广告含有药品名称、药品适应证（功能主治）或者与药品有关的其他内容。

互联网药品信息服务，是指通过互联网向上网用户提供药品（含医疗器械）信息的服务活动。

2. 药品信息可通过多种渠道收集，主要包括：了解有关药事法律法规；拥有权威的参考书；查阅专业期刊；利用文献检索工具；参加学术会议、继续教育讲座；咨询药物信息机构；询问药品研发、生产、经营企业；参加药学实践；利用法律或行政手段。

3. 药品说明书的内容要求：①药品说明书应当包含药品安全性、有效性的重要科学数据、结论和信息，用以指导安全、合理使用药品。②药品说明书应当列出全部活性成分或组方中的全部中药药味。注射剂和非处方药应列出所用的全部辅料名称。③根据药品不良反应监测和药品再评价，药品生产企业应主动提出修改药品说明书，国家食品药品监督管理局也可要求企业修改。④药品说明书应充分包含药品不良反应信息，并详细注明。⑤药品说明书使用的药品名称，必须符合国家食品药品监督管理局公布的药品通用名称和商品名称的命名原则，并与药品批准证明文件的相应内容一致。

4. 药品标签的书写印制规定主要有：①药品标签中的药品名称必须符合 SFDA 公布的药品通用名和商品名的命名原则，并与药品批准证明文件的相应内容一致。②药品通用名称应当显著、突出，其字体、字号和颜色必须一致，并符合相应的要求。③药品商品名称不得与通用名称同行书写，其字体和颜色不得比通用名称更突出和显著，其字体以单字面积计不得大于通用名称所用字体的二分之一。④药品标签使用注册商标的，应当印刷在药品标签的边角；含文字的，其字体以单字面积计不得大于通用名称所用字体的四分之一。⑤特殊管理药品和非处方药品等国家规定有专用标识的，在药品标签上必须印有规定的标识。⑥对贮藏有特殊要求的药品，应当在标签的醒目位置注明。⑦同一药品生产企业生产的同一药品，药品规格和包装规格均相同的，其标签的内容、格式及颜色必须一致;药品规格或者包装规格不同的,其标签应当明显区别或者规格项明显标注。

5. 有下列情形之一的,药品广告审查机关应当注销药品广告批准文号:①《药品生产许可证》、《药品经营许可证》被吊销的;②药品批准证明文件被撤销、注销的;③国家食品药品监督管理局或者省级药品监督管理部门责令停止生产、销售和使用的药品。

已批准发布的药品广告,SFDA 认为广告内容不符合规定的,或者省级以上工商局提出复审建议的,或者药品广告审查机关认为应当复审的,由原审查机关向申请人发出《药品广告复审通知书》进行复审。复审期间,该药品广告可继续发布。经复审,认为与法定条件不符的,收回《药品广告审查表》,原药品广告批准文号作废。

6. 药品广告中有关药品功能疗效的宣传应当科学准确,不得出现下列情形:①含有不科学地表示功效的断言或者保证的。②说明治愈率或者有效率的。③与其他药品的功效和安全性进行比较的。④违反科学规律,明示或者暗示包治百病、适应所有症状的。⑤含有"安全无毒副作用"、"毒副作用小"等内容的;含有明示或者暗示中成药为"天然"药品,因而"安全性有保证"等内容的。⑥含有明示或者暗示该药品为正常生活和治疗病症所必需等内容的。⑦含有明示或暗示服用该药能应付现代紧张生活和升学、考试等需要,能够帮助提高成绩、使精力旺盛、增强竞争力、增高、益智等内容的。⑧其他不科学的用语或者表示,如"最新技术"、"最高科学"、"最先进制法"等。

7. 申请提供互联网药品信息服务,除应当符合《互联网信息服务管理办法》规定的要求外,还应当具备下列条件:①互联网药品信息服务的提供者应当为依法设立的企事业单位或者其他组织;②具有与开展互联网药品信息服务活动相适应的专业人员、设施及相关制度;③有两名以上熟悉药品、医疗器械管理法律、法规和药品、医疗器械专业知识,或者依法经资格认定的药学、医疗器械技术人员。提供互联网药品信息服务的申请应当以一个网站为基本单元。

互联网药品信息的管理规定:①提供互联网药品信息服务的网站发布的药品(含医疗器械)广告,必须经过药品监督管理部门审查批准,并注明广告审查批准文号。②提供互联网药品信息服务网站所登载的药品信息必须科学、准确,必须符合国家的法律、法规和国家有关药品、医疗器械管理的相关规定。③提供互联网药品信息服务的网站不得发布麻醉药品、精神药品、医疗用毒性药品、放射性药品、戒毒药品和医疗机构制剂的产品信息。

(何　宁)

第十一章 | 药品生产监督管理

一、本章学习要点

本章对药品生产企业的开办资质、药品的委托生产、药品召回管理及现版 GMP 和附录的重要内容作了详细介绍，主要内容为：

1. 质量管理是指在质量方面指挥和控制组织的协调活动。与产品、过程或体系质量有关的活动都是质量管理的内容，是管理的一部分。

2. 质量管理的八项原则包括：①以顾客为关注焦点；②领导作用；③全员参与；④过程方法；⑤管理的系统方法；⑥持续改进；⑦基于事实的决策方法；⑧与供方互利的关系。

3. 药品生产是指将原料加工制备成能供医疗用的药品的过程，可分为原料药生产阶段和将原料药制成一定剂型的制剂生产阶段。其特点有：①产品的种类和规格多、消耗大；②机械化、自动化程度要求高；③生产过程卫生要求严格；④产品质量基线要求高；⑤生产质量管理法制化。

4. 药品生产企业是指生产药品的专营企业或者兼营企业。其具有以下几方面特征：①药品生产企业属知识技术密集型和资本密集型企业；②药品生产企业进行的是多品种分批次的生产；③药品生产过程的组织是以流水线为基础的小组生产；④药品生产企业是为无名市场生产和定单生产兼有的混合企业。

5. 开办药品生产企业需符合四个条件：即人员，厂房、设施，质量检验机构及人员，规章制度。同时应向省级药品监督管理部门提交相应的申请材料，按照申请、审批程序进行审核批准，取得《药品生产许可证》。

6. 《药品生产许可证》分正本和副本，均具有同等法律效力，其内容有许可事项和登记事项两类。许可事项包括企业负责人、生产范围、生产地址；登记事项包括企业名称、法定代表人、注册地址、企业类型。

7. 药品委托生产时要求委托方应当是取得该药品批准文号的药品生产企业，负责委托生产药品的质量和销售；受托方应当是持有与生产该药品的生产条件相适应的《药品生产质量管理规范》（GMP）认证证书的药品生产企业，应当按照《药品生产质量管理规范》进行生产，并按照规定保存所有受托生产文件和记录。委托生产有严格的审批程序。

8. GMP 的特点：①GMP 的条款仅指明要求的目标；②GMP 的条款是有时效性的；③GMP 强调药品生产和质量管理法律责任；④GMP 强调生产过程的全面质量管理；⑤GMP 重视为用户提供全方位、及时的服务。

9. 我国现行的《药品生产质量管理规范》（2010 年修订）包括总则、质量管理、机构与人员、厂房与设施、设备、物料与产品、确认与验证、文件管理、生产管理、质量控制与质量保证、委托生产与委托检验、产品发运与召回、自检及附则，共计 14 章 313 条。"现行GMP 附录"包括无菌药品、原料药、生物制品、血液制品及中药制剂等五方面的内容。

10. 现行《药品生产质量管理规范》（2010 年修订）规定，企业的关键人员应当为企业的全职人员，至少应包括企业负责人、生产管理负责人、质量管理负责人和质量受权人。其至少应具有药学或相关专业本科学历（或中级专业技术职称或执业药师资格）。质量管理负责人和生产管理负责人不得互相兼任。质量管理负责人和质量受权人可以兼任。

药品生产所用的原辅料、与药品直接接触的包装材料应当符合相应的质量标准。

文件是质量保证系统的基本要素。企业必须有内容正确的书面质量标准、生产处方和工艺规程、操作规程以及记录等文件。企业应当建立文件管理的操作规程，系统地设计、制定、审核、批准和发放文件。

厂房、生产设施和设备应当根据所生产药品的特性、工艺流程及相应洁净度级别要求合理设计、布局和使用，并应综合考虑药品的特性、工艺和预定用途等因素，确定厂房、生产设施和设备多产品共用的可行性，并有相应的评估报告。

洁净区可分为 A 级、B 级、C 级和 D 级 4 个级别，不同的洁净区域适合不同的生产操作。

11. 国家食品药品监督管理部门负责注射剂、放射性药品、国家食品药品监督管理局规定的生物制品生产企业的药品 GMP 认证工作；省级药品监督管理部门负责其他药品的GMP 认证工作。

12. 药品召回是指药品生产企业（包括进口药品的境外制药厂商）按照规定的程序收回已上市销售的存在安全隐患的药品。安全隐患是指由于研发、生产等原因可能使药品具有的危及人体健康和生命安全的不合理危险。

13. 根据药品安全隐患的严重程度，药品召回分为三级：一级召回指使用该药品可能引起严重健康危害的；二级召回指使用该药品可能引起暂时的或者可逆的健康危害的；三级召回指使用该药品一般不会引起健康危害，但由于其他原因需要收回的。

根据药品召回主体主动性的不同，药品召回分为主动召回和责令召回两类。主动召回是指药品生产企业对收集的信息进行分析，对可能存在安全隐患的药品进行调查评估，发现药品存在安全隐患所实施的召回。责令召回是指药品监督管理部门经过调查评估，认为存在安全隐患，药品生产企业应当召回药品而未主动召回的，责令药品生产企业召回药品。

14. 药品安全隐患调查的内容应当包括：①已发生药品不良事件的种类、范围及原因；②药品使用是否符合药品说明书、标签规定的适应证、用法用量的要求；③药品质量是否符合国家标准，药品生产过程是否符合 GMP 等规定，药品生产与批准的工艺是否一致；④药品储存、运输是否符合要求；⑤药品主要使用人群的构成及比例；⑥可能存在安全隐患的药品批次、数量及流通区域和范围；⑦其他可能影响药品安全的因素。

15. 药品安全隐患评估的主要内容包括：①该药品引发危害的可能性，以及是否已经对人体健康造成了危害；②对主要使用人群的危害影响；③对特殊人群，尤其是高危人群的危害影响，如老年、儿童、孕妇、肝肾功能不全者、外科患者等；④危害的严重与紧急程度；⑤危害导致的后果。

16. 药品主动召回和责令召回的程序。

二、复 习 题

（一）A 型选择题（最佳选择题）备选答案中只有一个最佳答案。

1. 药品生产企业主管药品生产管理和质量管理的负责人应（　　）
   A. 具有高等教育或相当学历　　　　B. 具有管理专业教育或相当学历
   C. 具有医药或相关专业的学历　　　D. 具有医药或相关大专以上学历
   E. 药学或相关专业本科学历

2. GMP 规定，企业的关键人员应包括（　　）
   A. 质量负责人、质量受权人、药品检验人员和药品销售人员
   B. 企业负责人、生产管理负责人、质量管理负责人和质量受权人
   C. 企业负责人、生产管理负责人、药品检验人员和药品销售人员
   D. 生产负责人、质量管理负责人、质量受权人和药品检验人员
   E. 质量受权人、生产管理负责人、质量管理负责人和药品销售人员

3. 《药品生产许可证》的许可事项包括（　　）
   A. 企业名称、法定代表人、注册地址、企业类型
   B. 企业负责人、注册地址、企业类型
   C. 企业负责人、生产范围、生产地址
   D. 企业名称、生产范围、注册地址、企业类型
   E. 企业名称、法定代表人、生产范围、生产地址

4. GMP 规定，不得互相兼任的部门负责人为（　　）
   A. 药品生产和药品销售部门负责人　　B. 药品保管和质量管理部门负责人
   C. 药品生产和质量管理部门负责人　　D. 药品生产和药品保管部门负责人
   E. 药品销售和质量管理部门负责人

5. 药品委托生产的委托方应当负责（　　）
   A. 药品的生产和检验　　　　　　　　B. 药品的包装和检验
   C. 药品的销售和监督　　　　　　　　D. 药品的包装和监督
   E. 药品的质量和销售

6. 依据 GMP 附则中"批"的概念，粉针剂的一个批号为（　　）
   A. 以一批无菌原料药在同一连续生产周期内生产的均质产品
   B. 灌装（封）前经最后混合的药液所生产的均质产品
   C. 以同一配液罐最终一次配制的药液所生产的均质产品
   D. 以同一批配制的药液使用冻干设备在同一生产周期生产的均质产品
   E. 以同一配制罐最终一次配制所生产的均质产品

7. 负责注射剂、放射性药品生产企业 GMP 认证工作的是（　　）
   A. 国家药品认证委员会
   B. 国家食品药品监督管理局
   C. 国家食品药品监督管理局药品认证管理中心

D. 国家食品药品监督管理局药品评价管理中心

E. 省级药品监督管理部门

8. 不得委托生产的药品有( )

    A. 血液制品、生物制品和毒性药品

    B. 注射剂、生物制品和毒性药品

    C. 血液制品、注射剂和毒性药品

    D. 疫苗制品、血液制品以及 SFDA 规定的其他药品

    E. 注射剂、疫苗制品和 SFDA 规定的其他药品

9. 药品召回分为( )

    A. 主动召回和被动召回   B. 主动召回和责令召回

    C. 主动召回和限期召回   D. 限期召回和责令召回

    E. 主观召回和客观召回

10. 适合洁净级别 D 级的生产操作有( )

    A. 高污染风险产品灌装(或灌封)

    B. 无菌原料药的粉碎、过筛和混合

    C. 灌装前可除菌过滤的药液或产品的配制

    D. 非无菌原料药精制、干燥、粉碎等操作的暴露环境

    E. 体外免疫诊断试剂的阳性血清的分装

(二)B 型选择题(配伍选择题)备选答案在前,试题在后。每组 2~4 题,每组题均对应同一组备选答案。每个备选答案可以重复选用,也可以不选用。

[1~3 题]

    A. quality management system   B. quality control

    C. quantity assurance   D. quality produce

    E. quality management

1. 质量管理的英文词汇是( )

2. 质量控制的英文词汇是( )

3. 质量保证的英文词汇是( )

[4~6 题]

    A. 一级召回   B. 二级召回   C. 三级召回

    D. 四级召回   E. 五级召回

4. 使用后可能引起暂时的或者可逆的健康危害的药品应进行( )

5. 使用后可能引起严重健康危害的药品应进行( )

6. 使用后一般不会引起健康危害,但由于其他原因需要收回的药品应进行( )

[7~9 题]

    A. 12 小时   B. 24 小时   C. 6 小时

    D. 48 小时   E. 72 小时

7. 一级召回药品通知药品经营、使用单位停止销售和使用该产品的时间期限为( )

8. 二级召回药品通知药品经营、使用单位停止销售和使用该产品的时间期限为( )

9. 三级召回药品通知药品经营、使用单位停止销售和使用该产品的时间期限为( )

[10~12 题]

A. B 级背景下的 A 级　　　　　　　　B. C 级背景下的局部 A 级

C. B 级　　　　　　　　　　　　　　D. C 级

E. D 级

10. 非最终灭菌产品的过滤应在(　　)条件下进行

11. 原料血浆的合并、组分分离及分装前的巴氏消毒应在(　　)条件下进行

12. 最终灭菌产品的高污染风险产品灌装(或灌封)应在(　　)条件下进行

(三) X 型选择题(多项选择题)每题的备选答案中有 2 个或 2 个以上的正确答案。

1. 药品安全隐患评估的主要内容包括(　　)

A. 该药品引发危害的可能性,以及是否已经对人体健康造成了危害

B. 对主要使用人群的危害影响

C. 对特殊人群,尤其是高危人群的危害影响

D. 危害的严重与紧急程度

E. 危害导致的后果

2. 物料包括(　　)

A. 原料　　　　　　　B. 一次性使用的设备　　　　C. 辅料

D. 检测仪器　　　　　E. 包装材料

3.《药品生产许可证》中由药品监督管理部门核准的内容有(　　)

A. 企业负责人　　　　B. 企业名称　　　　　　　C. 生产范围

D. 法人代表　　　　　E. 生产地址

4. 按性质可将 GMP 划分为(　　)

A. 具有法律效应的 GMP　　　　　　　B. 政府指导的 GMP

C. 不具有法律效应的 GMP　　　　　　D. 行业指导的 GMP

E. 政府和企业认可的 GMP

5. 质量受权人的主要职责有(　　)

A. 参与企业质量体系建立及药品不良反应报告、产品召回等质量管理活动

B. 确保每批已放行产品的生产、检验符合相关法规要求和质量标准

C. 承担产品放行的职责

D. 产品放行前出具产品放行审核记录

E. 完成产品质量回顾分析

(四) 判断题　正确的画(√),错误的画(×),并将错误之处改正。

1. 药品生产企业是指生产药品的专营企业或者兼营企业。　　　　　　　(　　)

2.《药品生产许可证》分正本和副本,均具有同等法律效力。　　　　　　(　　)

3. 药品委托生产的委托方应当是取得该药品批准文号的药品生产企业,负责委托生产药品的质量和销售。　　　　　　　　　　　　　　　　　　　(　　)

4. 注射剂、生物制品(不含疫苗制品、血液制品)和跨省、自治区、直辖市的药品委托生产申请应由省级食品药品监督管理局负责受理和审批。　　　　　　(　　)

5. GMP 要求,质量受权人至少应具有药学或相关专业本科学历,且具有至少 3 年从事药品生产和质量管理的实践经验,从事过药品生产过程控制和质量检验工作。( )

6. 疫苗、血液制品和国务院药品监督管理部门规定的其他药品不得委托生产。

( )

7. GMP 规定注射用水可采用 90℃以上保温循环的方式保存。 ( )

8. GMP 规定,青霉素类药品的操作区域应当保持相对正压,排至室外的废气应当经过净化处理并符合要求,排风口应当远离其他空气净化系统的进风口。 ( )

9. 每批药品应当有批记录,批记录应当由质量管理部门负责管理,至少保存至药品有效期后 3 年。 ( )

10. 质量标准、工艺规程、操作规程、稳定性考察等重要文件应当长期保存。 ( )

（五）问答题

1. 简述药品生产的特点。

2. 简述药品生产企业的特征。

3. 我国对药品委托生产中的委托方和受托方有何要求?

4. 简述 GMP 认证的程序。

5. 简述 GMP 的特点和分类。

6. 药品安全隐患的调查和评估内容有哪些?

7. 药品召回如何分级? 请简述药品主动召回的程序。

8. 列表说明现行 GMP 中对有关人员资质的要求。

三、参考答案

（一）A 型选择题

1. E 　　2. B 　　3. C 　　4. C 　　5. E 　　6. A 　　7. B 　　8. D 　　9. B 　　10. D

（二）B 型选择题

1. E 　　2. B 　　3. C 　　4. B 　　5. A 　　6. C 　　7. B 　　8. D 　　9. E 　　10. D

11. E 　　12. B

（三）X 型选择题

1. ABCDE 　　2. ACE 　　3. ACE 　　4. AC 　　5. ABCD

（四）判断题

1. （√）

2. （√）

3. （√）

4. （×）应为:注射剂、生物制品(不含疫苗制品、血液制品)和跨省、自治区、直辖市的药品委托生产申请应由国家食品药品监督管理局负责受理和审批。

5. （×）应为:GMP 要求,质量受权人至少应具有药学或相关专业本科学历,且具有至少 5 年从事药品生产和质量管理的实践经验,从事过药品生产过程控制和质量检验工作。

6. （√）

7. （×）应为:GMP 规定注射用水可采用70℃以上保温循环的方式保存。

8. （×）应为:GMP 规定,青霉素类药品的操作区域应当保持相对负压,排至室外的废气应当经过净化处理并符合要求,排风口应当远离其他空气净化系统的进风口。

9. （×）应为:每批药品应当有批记录,批记录应当由质量管理部门负责管理,至少保存至药品有效期后1年。

10. （√）

（五）问答题

1. 药品生产具有以下5个特点:①产品的种类和规格多、消耗大;②机械化、自动化程度要求高;③生产过程卫生要求严格;④产品质量基线要求高;⑤生产质量管理法制化。

2. 药品生产企业是指生产药品的专营企业或者兼营企业。具体而言,药品生产企业是应用现代科学技术,自主地进行药品的生产经营活动,实行独立核算,自负盈亏,具有法人资格的基本经济组织。其主要特征表现为以下几个方面:①生产企业属知识技术密集型和资本密集型企业;②药品生产企业进行的是多品种分批次生产;③药品生产过程的组织是以流水线为基础的小组生产;④药品生产企业是为无名市场生产和定单生产兼有的混合企业。

3.（1）对委托方的要求:药品委托生产的委托方应当是取得该药品批准文号的药品生产企业,负责委托生产药品的质量和销售。委托方应当对受托方的生产条件、生产技术水平和质量管理状况进行详细考察,应当向受托方提供委托生产药品的技术和质量文件,对生产全过程进行指导和监督。

（2）对受托方的要求:药品委托生产的受托方应当是持有与生产该药品的生产条件相适应的 GMP 认证证书的药品生产企业,应当按照 GMP 进行生产,并按照规定保存所有受托生产文件和记录。

4. 我国 GMP 认证的主要程序:①申请认证的企业填报《药品 GMP 认证申请书》并报送有关资料;②由 GMP 认证检查员组成认证组进行现场检查;③国家食品药品监督管理局对检查组提交的药品 GMP 认证现场检查报告进行审批;④国家食品药品监督管理局对拟颁发《药品 GMP 证书》的企业发布审查公告,无异议的发布认证公告。

5. GMP 是药品生产过程质量管理实践中总结、抽象、升华出来的规范化的条款,其目的是为了指导药品生产企业克服不良生产导致劣质药品的产生,保证生产优质、合格的药品。它的覆盖面是所有药品及所有药品生产企业。因此,GMP 一般具有以下特点:①GMP的条款仅指明要求的目标;②GMP 的条款是有时效性的;③GMP 强调药品生产和质量管理法律责任;④GMP 强调生产过程的全面质量管理;⑤重视为用户提供全方位、及时的服务。

按适用范围分类,可将 GMP 划分为以下三类:①适用于多个国家或地区的 GMP,如WHO 的 GMP 等;②国家权力机构制定的、适用于某个国家的 GMP,如美国 FDA 制定的GMP;③工业组织制定的、仅适用于行业或组织内部的 GMP,如美国制药工业联合会制定的 GMP。

按性质分类,可将 GMP 划分为以下两类:①作为法律规定、具有法律效应的 GMP,如美国、日本等国家的 GMP;②作为建议性的规定、不具有法律效应的 GMP,如我国医药工业公司于1982 年制定的 GMP。

6. "药品安全隐患的调查和评估内容"可参见本章学习要点14、15。

7. "药品召回的分级"可参见本章学习要点13。

药品主动召回的程序:药品生产企业在作出药品召回决定后,应当制定召回计划并组织实施。一级召回在24小时内,二级召回在48小时内,三级召回在72小时内,通知到有关药品经营企业、使用单位停止销售和使用,同时向所在地省、自治区、直辖市药品监督管理部门报告。药品生产企业在启动药品召回后,一级召回在1日内,二级召回在3日内,三级召回在7日内,应当将调查评估报告和召回计划提交给所在地省、自治区、直辖市药品监督管理部门备案。省、自治区、直辖市药品监督管理部门应当将收到一级药品召回的调查评估报告和召回计划报告国家食品药品监督管理局。药品生产企业在实施召回的过程中,一级召回每日,二级召回每3日,三级召回每7日,向所在地省、自治区、直辖市药品监督管理部门报告药品召回进展情况。药品生产企业对召回药品的处理应当有详细的记录,并向药品生产企业所在地省、自治区、直辖市药品监督管理部门报告。必须销毁的药品,应当在药品监督管理部门的监督下销毁。药品生产企业在召回完成后,应当对召回效果进行评价,向所在地省、自治区、直辖市药品监督管理部门提交药品召回总结报告。省、自治区、直辖市药品监督管理部门应当自收到总结报告之日起10日内对报告进行审查,并对召回效果进行评价,必要时组织专家进行审查和评价。审查和评价结论应当以书面形式通知药品生产企业。经过审查和评价,认为召回不彻底或者需要采取更为有效的措施的,药品监督管理部门应当要求药品生产企业重新召回或者扩大召回范围。

8. 现行GMP对有关人员资质的要求见下表。

类别	资质
生产管理负责人	至少具有药学或相关专业本科学历(或中级专业技术职称或执业药师资格),具有至少三年从事药品生产和质量管理的实践经验,其中至少有一年的药品生产管理经验,接受过与所生产产品相关的专业知识培训。
质量管理负责人	至少具有药学或相关专业本科学历(或中级专业技术职称或执业药师资格),具有至少五年从事药品生产和质量管理的实践经验,其中至少有一年的药品质量管理经验,接受过与所生产产品相关的专业知识培训。
质量受权人	至少具有药学或相关专业本科学历(或中级专业技术职称或执业药师资格),具有至少五年从事药品生产和质量管理的实践经验,从事过药品生产过程控制和质量检验工作。应具有必要的专业理论知识,并接受过与产品放行有关的培训。

（冯变玲）

第十二章 药品经营监督管理

一、本章学习要点

1. 药品销售渠道又称为药品流通渠道,是指药品从生产者转移到消费者手中所经过的途径。药品销售渠道最基本的构成有两种形式,即直接销售和间接销售。药品销售渠道的特点:药品销售受法律严格控制;药品销售渠道较其他商品复杂得多;从药品生产企业与中间商的关系来看,较其他消费商品要密切得多。

2. 我国药品监督管理部门核准的药品经营方式有批发、零售连锁、零售三种。《药品经营许可证管理办法》中所规定的药品经营企业的经营范围包括:麻醉药品、精神药品、医疗用毒性药品;生物制品;中药材、中药饮片、中成药、化学原料药及其制剂、抗生素原料药及其制剂、生化药品。

3. 药品零售药房按照所销售的药品类型,可分为处方药房和 OTC 药房;也可分为中药房和西药房。还可按组织形式、所有制、规模、销售方法等进行分类。零售药房与药品批发企业相比,具有私有化、小型化、经营多元化等特点。与医院药房相比有以下特征:数量众多、分布很广;具有企业性质;经营多种商品。

4. 药品流通监督管理的主要内容包括:严格经营药品的准入控制;制定、实施《药师法》(《药房法》),配备执业药师;推行药品流通质量管理规范;实行处方药与非处方药分类管理;加强药品广告管理;重视药品标识物管理;药品价格控制。

5. 《药品经营质量管理规范》(GSP,2000 年版)共 4 章 88 条。第一章"总则",阐明了 GSP 制定的依据和目的、基本精神以及适用范围。第二章"药品批发的质量管理",主要包括:管理职责、人员与培训、设施与设备、进货、验收与检验、储存与养护、出库与运输、销售与售后服务等内容。第三章"药品零售的质量管理",主要包括:管理职责、人员与培训、设施与设备、进货与验收、陈列与储存、销售与服务。第四章"附则",包括用语含义,制定 GSP、实施细则,GSP 的解释和施行。

6. 互联网药品交易管理规定的主要内容包括:互联网药品交易服务的定义、类别和审批部门;各类别企业应具备的条件;申报审批程序;行为规范、法律责任等内容。

7. 药品电子商务,是指药品生产者、经营者、使用者,通过信息网络系统,以电子数据信息交换的方式进行并完成各种商务活动或服务活动。药品电子商务的特殊性包括:由于医药行业是国家的特殊行业,国家对药品销售监管严格,并对行业准入设置了高门槛;由于药品具有治病救人的特点,这就使药品电子商务物流要有高时效性。

二、复 习 题

（一）A 型选择题（最佳选择题）备选答案中只有一个最佳答案。

1. 药品的销售渠道是指（　　）
   - A. 药品流通渠道
   - B. 药品使用渠道
   - C. 药品购买渠道
   - D. 药品服务渠道
   - E. 药品促销渠道

2. 《药品流通监督管理办法》规定，药品生产、经营企业应当加强对药品销售人员的管理，并对销售行为作出具体规定。违反规定的处罚是（　　）
   - A. 按无证处理
   - B. 给予警告，并限期改正
   - C. 给予警告、罚款
   - D. 给予通报
   - E. 责令限期改正

3. 下列有关药品批发企业不正确的描述是（　　）
   - A. 是指将购进的药品销售给药品生产、经营企业、医疗机构的经营企业
   - B. 应建立以企业主要负责人为首的质量领导组织
   - C. 药品储存作业区、辅助作业区、办公生活区分开一定距离
   - D. 企业负责人中应有具有药学专业技术职称的人员
   - E. 是指将购进的药品直接销售给消费者的药品经营企业

4. 药品经营企业验收进口药品必须凭（　　）
   - A. 供货单位《药品经营许可证》
   - B. 国际上通用的药品标准
   - C. 加盖公章的《进口药品注册证》、《进口药品检验报告书》复印件
   - D. 进口药品通关单
   - E. 进口口岸商检部门的检验合格证

5. 药品批发企业对首营企业应进行哪些方面的审核（　　）
   - A. 合法性和质量基本情况
   - B. 资格和质量保证能力
   - C. 合法性和质量保证能力
   - D. 资格和质量基本情况
   - E. 合法性和药品供应能力

6. 下面关于药品生产企业购销药品场所、品种规定的表述，错误的是（　　）
   - A. 药品生产企业不得在核准的地址以外的场所储存或者现货销售药品
   - B. 药品生产企业不得销售本企业受委托生产的药品
   - C. 药品生产企业不得销售他人生产的药品
   - D. 药品生产企业可以以展示会、博览会、交易会、订货会等方式现货销售药品
   - E. 药品生产企业不得为他人以本企业的名义经营药品提供场所

7. 药品经营企业对药品质量具有裁决权的是（　　）
   - A. 企业质量管理负责人
   - B. 企业主要负责人
   - C. 质量领导组织
   - D. 质量检验机构
   - E. 质量管理机构

8. 药品经营企业的冷库温度为（　　）
   - A. 0~10℃
   - B. 2~10℃
   - C. 5~10℃
   - D. <10℃
   - E. <12℃

9. 电子商务可以分为(　　)

    A. 2 种基本模式　　　　　B. 4 种基本模式　　　　C. 3 种基本模式

    D. 5 种基本模式　　　　　E. 6 种基本模式

10. 药品 GSP 认证的组织、审批和监督管理机构是(　　)

    A. 国家食品药品监督管理局

    B. 省级食品药品监督管理局

    C. 市级食品药品监督管理局

    D. 县级食品药品监督管理局

    E. 国家药品审评中心

(二) B 型选择题(配伍选择题)备选答案在前,试题在后。每组 2~4 题,每组题均对应同一组备选答案。每个备选答案可以重复选用,也可以不选用。

[1~3 题]

    A. 红色色标　　　　　　　B. 黄色色标　　　　　　C. 绿色色标

    D. 蓝色色标　　　　　　　E. 规定标志

1. 合格药品库(区)应挂(　　)

2. 待验药品库(区)应挂(　　)

3. 不合格药品库(区)应挂(　　)

[4~6 题]

    A. 远离居民区、远离严重污染源

    B. 库区内场地无杂草和积水,库区外无污染源

    C. 仓库分储存作业区及辅助作业区

    D. 按作业管理要求分为待验库、合格品库、发货库、退货库等专用场所

    E. 按作业管理要求分为不合格品库等专用场所

4. 药品 GSP 对仓库选址要求为(　　)

5. 药品 GSP 对库区环境要求为(　　)

6. 药品 GSP 对库区划分要求为(　　)

[7~9 题]

    A. 没收违法销售的药品和违法所得,并处罚款

    B. 按无证经营处罚

    C. 按生产、经营假药处罚

    D. 按生产、经营劣药处罚

    E. 按《反不正当竞争法》论处

7. 有《药品经营许可证》但超范围经营的(　　)

8. 药品批发企业从事零售业务的(　　)

9. 药品经营企业在药品监督管理部门核准的地址以外的场所现货销售药品的(　　)

[10~12 题]

    A. 明确质量条款　　　　　　　　　B. 资格和质量保证能力审核

    C. 合法性和质量基本情况审核　　　D. 以质量为前提,从合法的企业进货

    E. 进行质量审核,审核合格后方可经营

10. 药品经营企业购进药品应( )

11. 药品经营企业对首营企业应进行( )

12. 药品经营企业对首营品种应进行( )

[13~15 题]

    A. 销售本企业经营的非处方药   B. 参与药品生产、经营

    C. 交易本企业经营的药品   D. 购买药品

    E. 销售药品

13. 为药品经营企业和医疗机构之间的互联网药品交易提供服务的企业,不得( )

14. 通过自身网站与本企业成员之外的其他企业进行互联网药品交易服务的企业,只能( )

15. 向个人消费者提供互联网药品交易服务的企业,只能在网上( )

（三）X 型选择题（多项选择题）每题的备选答案中有 2 个或 2 个以上的正确答案。

1. 药品流通包括( )

    A. 药品流   B. 货币流   C. 药品所有权流

    D. 信息流   E. 药品购买流

2. 《药品经营质量管理规范》规定购进药品应符合以下哪些规定( )

    A. 中药材应标明产地   B. 合法企业所生产或经营的药品

    C. 该药品具有法定质量标准   D. 有法定的批准文号、生产批号

    E. 包装和标识物符合法定要求和储存要求

3. GSP 规定应做的记录包括( )

    A. 进货验收记录   B. 检验记录

    C. 不合格药品报废、销毁记录   D. 养护检查记录

    E. 药品质量跟踪记录

4. 电子商务的基本模式为( )

    A. 企业与企业之间的电子商务

    B. 企业与消费者之间的电子商务

    C. 企业、消费者与政府之间的电子商务

    D. 消费者与消费者之间的电子商务

    E. 个人与个人之间的电子商务

5. 2006 年 1 月 1 日起,药品零售药店必须凭处方销售的药品有( )

    A. 曲马多制剂   B. 肿瘤治疗药   C. 蛋白同化制剂

    D. 药品类易制毒化学品   E. 疫苗

6. 药品流通的监督管理是指,政府有关部门根据国家药事法规、标准、制度,对药品流通这一环节的( )进行监督管理活动的总称。

    A. 药品质量   B. 药学服务质量   C. 药品广告

    D. 药品质量标准   E. 药品价格

7. GSP 的主要内容包括( )

    A. 设施与设备   B. 管理职责   C. 人员与培训

D. 储存与养护　　　　　　E. 销售与售后服务

（四）判断题　正确的画（√），错误的画（×），并将错误之处改正。

1. 间接销售是药品销售中普遍采用的形式。（　　）

2. 从渠道构成来看，药品销售渠道较长，中间环节多，处方药销售还必须经过医师这一环节，并广泛和大量采用批发商和零售商。（　　）

3. 药品经营方式是指药品批发和药品零售。（　　）

4. 药品零售连锁企业由总部和若干门店构成。（　　）

5. 经营处方药、甲类非处方药的零售药店必须配备依法认定的药学技术人员。（　　）

6. GPPP 的全称为"Good Pharmacy Practices for Procurement"。（　　）

7. 零售药店未按药品说明书要求低温、冷藏储存药品的，该药品按假药论处。（　　）

8. 药品储存时，药品与墙间距离不小于 30cm。（　　）

9. 药品零售企业必须建立购进记录，购进记录应保存至超过药品有效期 1 年，无有效期的至少保存 2 年。（　　）

10. 电子商务的实质是以电子工具为手段、以信息交换为中心的商业革命。（　　）

11. GSP 的适用范围是中华人民共和国境内经营药品的专营或者兼营企业。（　　）

12. 从事互联网药品交易服务的企业必须经过申请，并取得互联网药品交易许可证。（　　）

（五）问答题

1. 药品销售渠道最基本的构成形式有哪些？

2. 说明药品流通监督管理的含义及主要内容。

3. GSP 对药品经营过程质量保证和控制有哪些规定？

4. 简述药品经营企业的经营方式和范围。

5. GSP 的基本精神、范围和特点是什么？

6. 为药品生产企业、药品经营企业和医疗机构之间的互联网药品交易提供服务的企业，应当具备哪些条件？

7. 药品电子商务的含义是什么？它的交易模式有几种？

三、参 考 答 案

（一）A 型选择题
1. A　　2. B　　3. E　　4. C　　5. B　　6. D　　7. E　　8. B　　9. C　　10. B

（二）B 型选择题
1. C　　2. B　　3. A　　4. A　　5. B　　6. C　　7. B　　8. B　　9. A　　10. D
11. B　　12. C　　13. B　　14. C　　15. A

（三）X 型选择题
1. ABCD　　2. ABCDE　　3. ABCDE　　4. ABCDE　　5. ABCDE　　6. ABCE
7. ABCDE

（四）判断题

1.（√）

2.（√）

3.（√）

4.（×）应为：药品零售连锁企业由总部、配送中心和若干门店构成。

5.（×）应为：经营处方药、甲类非处方药的零售药店必须配备执业药师或其他依法经资格认定的药学技术人员。

6.（×）应为：GPPP 的全称为"Good Pharmaceutical Procurement Practices"。

7.（×）应为：零售药店未按药品说明书要求低温、冷藏储存药品的，应当立即查封、扣押所涉药品，并依法进行处理。

8.（√）

9.（√）

10.（√）

11.（√）

12.（×）应为：从事互联网药品交易服务的企业必须经过审查验收并取得互联网药品交易服务机构资格证书。

（五）问答题

1. 药品销售渠道又称为药品流通渠道，是指药品从生产者转移到消费者手中所经过的途径。其最基本的构成有两种形式，即直接销售和间接销售。

（1）直接销售：是指药品生产企业不经流通领域等中间环节，直接将药品销售给消费者——患者。法律规定可以直接销售的药品仅限于该企业生产的非处方药。其形式主要是通过该企业门市部，销售该企业非处方药。直接销售的另一种形式，是在城乡集贸市场上农民可以直接销售自采自种的中药材。还有一种形式是医疗机构生产的医疗机构制剂可由医疗机构直接销售给患者。

（2）间接销售：是指生产企业通过流通领域的中间环节，如药品批发商和零售商、医疗机构等把药品销售给消费者——患者。间接销售是药品销售中普遍采用的形式。

2. 药品流通的监督管理是指政府有关部门根据国家药事法规、标准、制度，对药品流通这一环节的药品质量、药学服务质量、药品销售机构的质量保证体系、药品广告、药品价格进行监督管理活动的总称。

药品流通监督管理的主要内容有：①实行药品经营许可证制度，严格经营/供应药品的准入控制；②制定并实施《药师法》、《药房法》，实行执业药师注册制度；③推行药品流通质量管理规范，建立健全药品流通过程质量保证、质量控制体系，加强药品流通质量管理；④实行处方药与非处方药分类管理；⑤加强药品广告管理；⑥加强药品说明书和药品标签管理；⑦调整和控制药品价格。

3. GSP 对药品经营过程的质量保证和质量控制的主要措施有：①购进药品：选择购货单位坚持质量第一；制定质量保证和控制的进货程序；每年进行进货的质量评审等。②验收、检验：依据药品标准和合同规定的质量条款进行验收；逐批抽查，查外观、查包装标签；按规定保存验收记录。③储存与养护：坚持分类储存保管，按属性进行"六分开"，对特殊管理药品实行"七专放"；堆垛应该按批号堆放，以便于"先产先出、近期先出"；实行色标管理和循环质量检查。④出库与运输：出库要贯彻先产先出和近期先出的原则，实行出库验发制度;注意运输管理,运输工具应符合药品自然属性要求。⑤销售与售后服务:零售药品应分类陈列于货柜;建立和实施卫生制度;销售药品必须准确无误,正确说明用法、用量和注意事项;店堂内应明示服务公约;设立意见簿,公布监督电话。⑥做好记录,建立质量档案和信息网络。

4. 目前,我国药品监督管理部门核准的药品经营方式有批发、零售连锁、零售三种。《药品经营许可证》许可药品批发企业经营的药品有:中药材、中药饮片、中成药、化学原料药、化学药制剂、抗生素、生化药品、放射性药品、生物制品、诊断药品。经营特殊管理的药品必须取得国家药品监督管理部门的有关批准文件。《药品经营许可证》许可药品零售企业经营的药品有:中药饮片、中成药、化学药制剂、抗生素、生化药品、生物制品、诊断药品。

5. GSP 的基本精神是"药品经营企业应在药品的购进、储存、运输、销售等环节实行质量管理,建立包括组织结构、职责制度、过程管理和设施设备等方面的质量体系,并使之有效运行"。GSP 的适用范围是中华人民共和国境内经营药品的专营或者兼营企业。GSP 的特点是:条款仅明确了要求的目标,因此各经营企业应结合实际制定各种标准化文件,才能贯彻实施;条款是有时效性的,需定期或不定期进行修改。

6. 为药品生产企业、药品经营企业和医疗机构之间的互联网药品交易提供服务的企业,应当具备以下条件:①依法设立的企业法人;②提供互联网药品交易服务的网站已获得从事互联网药品信息服务的资格;③拥有与开展业务相适应的场所、设施、设备,并具备自我管理和维护的能力;④具有健全的网络与交易安全保障措施以及完整的管理制度;⑤具有完整保存交易记录的能力、设施和设备;⑥具备网上查询、生成订单、电子合同、网上支付等交易服务功能;⑦具有保证上网交易资料和信息的合法性、真实性的完善的管理制度、设备与技术措施;⑧具有保证网络正常运营和日常维护的计算机专业技术人员,具有健全的企业内部管理机构和技术保障机构;⑨具有药学或者相关专业本科学历,熟悉药品、医疗器械相关法规的专职专业人员组成的审核部门负责网上交易的审查工作。

7. 药品电子商务,是指药品生产者、经营者、使用者,通过信息网络系统,以电子数据信息交换的方式进行并完成各种商务活动或服务活动。药品电子商务旨在通过互联网电子平台,建立起医药生产企业、物流、医院药房(药库)直接的联系,使医药信息流、物流、资金流"三流合一",从而达到降低费用、提高效率的目的。药品电子商务的交易模式有B2B 交易模式和 B2C 交易模式。

(翁开源)

第十三章 | 医疗机构药事管理

一、本章学习要点

本章介绍了医疗机构药事管理组织和药学部门；药剂科的任务、组织和人员配备；调剂业务与处方管理制度；制剂管理；药品供应管理；药物临床应用管理的相关内容。主要内容为：

1. 医疗机构是以救死扶伤、防病治病、保护人们健康为宗旨，从事疾病诊断、治疗活动的社会组织；我国医疗服务体系分为非营利性医疗机构和营利性医疗机构。

2. 医疗机构药事，泛指以医院为代表的医疗机构中，一切与药品和药学服务有关的事务。二级以上医院应成立药事管理与药物治疗学委员会，其他医疗机构应当成立药事管理与药物治疗学组，医疗机构负责人任主任委员，药学部门负责人任副主任委员。日常工作由药学部门负责。药事管理与药物治疗学委员会（组）的主要职责有七条。

3. 医疗机构药剂科具有的性质包括：机构事业性；专业技术性；综合管理性。药剂科的基本任务是：药品供应管理；调剂与制剂；药品质量管理；临床药学工作；科研与教学。药剂科的管理模式及管理方法有：分级管理；目标管理；量化管理；标准化管理；责任制管理。

4. 调剂指配药、配方、发药，又称为调配处方。调剂包括：收方；检查处方；调配药剂及取出药品；核对处方与药剂、药品；发给患者（或病房护士）并进行交代和答复询问的全过程。医院药剂科的调剂工作大体可分为：门急诊调剂、住院部调剂、中药配方三部分。药品单位剂量调配系统，又被称为单位剂量系统，是一种基于单位剂量包装的发药制度。

5. 处方管理：处方是指由注册的执业医师和执业助理医师在诊疗活动中为患者开具的、由取得药学专业技术职务任职资格的药学专业技术人员审核、调配、核对，并作为患者用药凭证的医疗文书。处方管理办法分处方管理制度、处方审查、调配处方和发药、处方点评。

6. 静脉用药集中调配业务的程序：医生开写处方，通过电脑网络传送到输液配置中心，经药师审方后根据处方要求在无菌层流罩下进行输液加药操作，封口并贴上标签，再由护士或专门的传送装置送到病房供临床使用。基本条件包括人员配备，设备设施，配置程序及操作规程，质量保证。

7. 医疗机构制剂管理的主要规定包括：实行《医疗机构制剂许可证》制度；医疗机构制剂注册管理制度；医疗机构制剂检验、使用规定；《医疗机构制剂配制质量管理规范》。

8. 医疗机构药品供应管理,药品必须从政府主导的招标采购网上依法、适时购进质量优良、价格便宜的药品。药学部门应依法对采购进入医院的药品进行管理。做好高危药物的管理工作。

9. 药物临床应用管理,其核心是合理用药,将适当的药物,以适当的剂量,在适当的时间,经适当的途径,给适当的患者使用适当的疗程,达到适当的治疗目标。此外还包括临床不合理用药的主要表现;导致不合理用药的因素;不合理用药的后果。

二、复 习 题

（一）A 型选择题（最佳选择题）备选答案中只有一个最佳答案。

1. 开办医疗机构必须依法取得（　　）
   - A.《医疗机构执业许可证》
   - B.《医疗机构许可证》
   - C.《医疗机构准许证》
   - D.《医疗机构执业准许证》
   - E.《医疗机构制剂许可证》

2. 医疗机构配制制剂必须依法取得（　　）
   - A.《医疗机构制剂许可证》
   - B.《制剂许可证》
   - C.《营业执照》
   - D.《医疗机构配制许可证》
   - E.《药品生产许可证》

3. 医疗机构药学服务模式的思想是（　　）
   - A. 以"全心全意为人民服务"为中心的思想
   - B. 沿用生物-心理-社会医学模式
   - C. 以患者为中心的指导思想
   - D. 以医学保健为中心的指导思想
   - E. 以药品为中心的指导思想

4. 哪级以上医院应成立药事管理与药物治疗学委员会（　　）
   - A. 一级
   - B. 二级
   - C. 三级
   - D. 四级
   - E. 特级

5. 三级医院药事管理与药物治疗学委员会由哪些方面的专家组成（　　）
   - A. 高级职称的医学、医院感染管理、医疗行政管理人员
   - B. 中高级职称的医学、临床医学专家、执业药师、执业医师人员
   - C. 具有高级技术职务任职资格的药学、临床医学、护理和医院感染管理、医疗行政管理人员
   - D. 高级职称的医学、临床药学、医院感染管理、医疗行政管理人员
   - E. 高级职称的医学、药学、行政管理人员

6. 医院对药品的经济管理实行（　　）
   - A. 金额管理、季度统计、实耗实销的管理办法
   - B. 金额管理、控制加成、实耗实销的管理办法
   - C. 金额管理、按月统计、实耗实销的管理办法
   - D. 金额管理、重点统计、实耗实销的管理办法

E. 总量控制、结构调整、限额报销的管理办法

7. 医疗机构必须有使用许可证才可使用的药品是(　　)

    A. 麻醉药品　　　　　　　　B. 放射性药品　　　　　　C. 精神药品

    D. 儿科药品　　　　　　　　E. 医疗机构制剂

8. 三级医院药剂科主任应由(　　)

    A. 硕士学位并是执业药师的人担任

    B. 学士学位并具高级职称的人担任

    C. 药学博士学位并是执业药师的人担任

    D. 药学专业或药学管理专业本科以上学历并具有本专业高级技术职务的人担任

    E. 药学专业专科以上学历,并具高级职称的人担任

9. 普通药品门诊处方一般不超过(　　)用量

    A. 1 天　　　　　　　　　　B. 3 天　　　　　　　　　C. 5 天

    D. 7 天　　　　　　　　　　E. 9 天

10. 医疗机构配制制剂必须经(　　)

    A. SFDA 批准,并发给制剂批准文号

    B. 省级药监局批准,并发给批准文号

    C. 经省级卫生厅局批准,并符合药典标准

    D. 省级药监局批准,并发给制剂批准文号

    E. 省级卫生行政部门同意,省级药监局批准,发给批准文号

(二) B 型选择题(配伍选择题)备选答案在前,试题在后。每组 2~4 题,每组题均对应同一组备选答案。每个备选答案可以重复选用,也可以不选用。

[1~4 题]

    A. 国家食品药品监督管理局　　　　B. 国家卫生部

    C. 省级食品药品监督管理局　　　　D. 医疗机构药事管理与药物治疗委员会

    E. 省级卫生厅

1. 特殊制剂的调剂使用需经何部门批准(　　)

2. 《医疗机构制剂配制质量管理规范》是何部门发布的(　　)

3. 《医疗机构药事管理规定》是何部门发布的(　　)

4. 《医疗机构制剂许可证》由何部门发给的(　　)

[5~8 题]

    A. 一级管理　　　　　　　　B. 二级管理　　　　　　　C. 三级管理

    D. 配制管理　　　　　　　　E. 收支两条线管理

5. 对医疗用毒性药品实行(　　)

6. 对贵重药品实行(　　)

7. 对医院药品收入实行(　　)

8. 对麻醉药品实行(　　)

[9~12 题]

    A. 1 年　　　　　　　　　　B. 2 年　　　　　　　　　C. 3 天

D. 7 天　　　　　　　　　　E. 当天

9. 急诊处方限量是（　　　）

10. 门诊一类精神药品控缓释剂处方限量是（　　　）

11. 门诊二类精神药品处方限量是（　　　）

12. 门诊特殊疼痛患者使用麻醉药品注射剂的限量是（　　　）

[13~15 题]

A. 具有药品生产、经营资格的企业　　B. 实行集中管理、公开招标

C. 制定和执行药品保管制度　　　　　D. 签订购销合同

E. 常用药品、急救药品以外的其他药品

13. 医疗机构必须从（　　　）购进药品

14. 医疗机构药品采购应（　　　）

15. 个体诊所不得配备（　　　）

（三）X 型选择题（多项选择题）**每题的备选答案中有 2 个或 2 个以上的正确答案。**

1. 临床不合理用药的主要表现有（　　　）

A. 重复给药　　　　　B. 合并用药不恰当　　　　C. 用药不对症

D. 给药方案不合理　　E. 用药不足

2. 医院药剂科一般设置的科室有（　　　）

A. 中西药调剂、制剂室　　B. 中西药库房　　　　　C. 药品检验室

D. 放射性药品调配室　　　E. 临床药学室

3. 医院药剂科的任务是（　　　）

A. 审定本院用药计划,制定本院基本用药目录

B. 按照本院基本用药目录采购药品,搞好供应

C. 准确调配处方,按临床需要配制制剂及加工炮制中药材

D. 做好用药咨询,结合临床搞好合理用药、药品疗效评价

E. 根据临床需要,研究中西药制剂

4. 处方正文的审查主要有以下方面（　　　）

A. 药品名称　　　　　B. 用药剂量及方法　　　　C. 医师签名

D. 药物相互作用　　　E. 药价计算是否正确

5. 药物临床应用管理包括（　　　）

A. 临床药师参与临床药物治疗方案设计

B. 医务人员及时报告可疑严重药物不良反应

C. 药师应拒绝调配违反治疗原则的处方

D. 严格执行药品注册规定,不得擅自进行临床试验

E. 逐步建立临床药师制度

（四）判断题　　正确的在括号内画（√）,错误的画（×）,并将错误之处改正。

1. 医疗机构分类管理制度是指一级、二级、三级医院分类管理。　　　　（　　　）

2. 20 世纪初,医院药剂科工作向临床延伸和转移,医院药学服务模式也处于缓慢的以"患者为中心"的改革阶段。　　　　　　　　　　　　　　　　　　　（　　）

3. 医疗机构配制的制剂应当是本单位临床需要而市场上没有供应的品种。（　　）

4. 医疗机构发出药品,必须建立并执行出库验收制度,验明药品合格证明和其他标识。　　　　　　　　　　　　　　　　　　　　　　　　　　　　　　（　　）

5. 药剂科各类人员都必须接受过必要的教育或培训,取得与所从事业务相应的资格。　　　　　　　　　　　　　　　　　　　　　　　　　　　　　　　（　　）

6. 调剂是专业性、技术性、管理性、法律性、事务性、经济性综合一体的活动过程。　　　　　　　　　　　　　　　　　　　　　　　　　　　　　　　　（　　）

7. 所谓单剂量发药制是指把一次口服服用的两种以上药品包装在一个容器内,供一次服用。　　　　　　　　　　　　　　　　　　　　　　　　　　　　　（　　）

8. 盐酸二氢埃托啡的一次处方量不得超过一天的用量。　　　　　　　　（　　）

9. 医疗机构制剂批准文号的格式为:x 药字 H（z）+4 位年号 +4 位流水号。（　　）

10. 药学保健是一种严谨、认真、负责的药学工作态度。　　　　　　　（　　）

（五）问答题

1. 什么是医疗机构? 它分为哪些类型?

2. 阐明医疗机构药剂科的任务。

3. 阐明药事管理与药物治疗学委员会（组）的职责。

4. 画出调剂流程图,说明药师应在哪些环节发挥作用。

5. 处方由哪几部分组成? 处方制度的主要内容是什么? 如何审查处方?

6. 说明医疗机构取得配制制剂资格的法定程序,医疗机构制剂的管理要点。

7. 国家对医疗机构购进药品有哪些规定和政策?

8. 定义药学保健,分析药学保健与临床用药管理的关系。

9. 阐述医疗机构现行药品分级管理制度的要点。

三、参考答案

（一）A 型选择题

1. A　　2. A　　3. C　　4. B　　5. C　　6. D　　7. B　　8. D　　9. D　　10. E

（二）B 型选择题

1. A　　2. A　　3. B　　4. C　　5. A　　6. B　　7. E　　8. A　　9. C　　10. D

11. D　　12. C　　13. A　　14. B　　15. E

（三）X 型选择题

1. ABCDE　　2. ABCE　　3. BCDE　　4. ABD　　5. ABCDE

（四）判断题

1. （×）应为:医疗机构分类管理制度是指非营利性医疗机构和营利性医疗机构分类管理。

2. （×）应为:20 世纪后期,医院药剂科工作向临床延伸和转移,医院药学服务模式也处于缓慢的以"患者为中心"的改革阶段。

3.（√）

4.（×）应为：医疗机构购进药品，必须建立并执行进货验收制度，验明药品合格证明和其他标识。

5.（√）

6.（√）

7.（×）应为：药品单位剂量发药制是一种基于单位剂量包装的发药制度，而不是把几种单剂量药品组合在一个包装里。

8.（×）应为：盐酸二氢埃托啡属于特别加强管理的麻醉药品，一次处方不得超过该药的一次常用量。

9.（×）应为：医疗机构制剂批准文号的格式为：x 药制字 H(z) + 4 位年号 + 4 位流水号。

10.（×）应为：药学保健是一种以患者为中心的药学工作模式。

（五）问答题

1. 医疗机构是以救死扶伤、防病治病、保护人们健康为宗旨，从事疾病诊断、治疗活动的社会组织。我国医疗机构的类别主要有：各类医院；妇幼保健院；乡镇、街道卫生院；门诊部；疗养院；社区卫生服务中心；专科疾病防治院（所、站）；急救中心（站）；诊所、卫生所、医务室、护理站；其他诊疗机构。

2. 医疗机构药剂科的任务主要是：①药品供应管理。根据本院医疗和科研需要，按照本机构基本用药目录和处方手册采购药品，按时供应。②调剂与制剂。根据医师处方、医嘱，按照配方程序，及时、准确地调配处方。③药品质量管理。药剂科应建立健全药品质量监督和检验制度，以保证临床用药安全有效。④临床药学。结合临床搞好合理用药、新药试验和药品疗效评价工作，收集药品不良反应，及时向卫生行政部门和药品监督管理部门汇报并提出意见。⑤科研与教学。药剂科应积极创造条件，开展科研活动。药剂科还应积极承担医药院校学生实习、药学人员进修的任务。

3. 药事管理与药物治疗学委员会（组）的职责：①贯彻执行医疗卫生及药事管理等有关法律法规。审核制定本机构药事管理和药学工作规章制度，并监督实施。②制定本机构药品处方集和基本用药供应目录。③推动药物治疗相关临床诊疗指南和药物临床应用指导原则的制定与实施，监测、评估本机构药物使用情况，指导临床合理用药。④分析、评估用药风险和药品不良反应、药品损害事件，提供咨询与指导。⑤建立药品遴选制度，审核本机构临床科室申请的新购入药品、调整药品品种或者供应企业和申报医院制剂等事宜。⑥监督、指导特殊管理药品的临床使用与规范化管理。⑦对医务人员进行有关药事管理法律法规和合理用药知识教育培训，向公众宣传安全用药知识。

4. 调剂流程如下图，药师可以在正确处方、正确调剂、正确使用三大环节中发挥作用。在处方环节，药师通过审查处方，确保处方正确无误；在调剂环节，药师指导并监督检查其他药学人员正确调配药剂；使用环节，药师在发药时交代用药注意事项，指导患者合理用药，提醒患者如何处理药物不良反应，确保用药安全、有效。

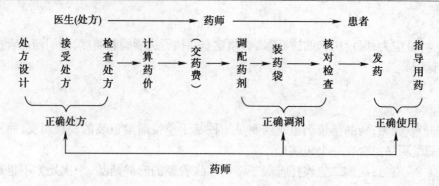

5. 处方由前记、正文和后记三部分组成。前记包括医疗机构名称、费别,患者姓名、性别、年龄,门诊或住院病历号,科别或病区和床位号,临床诊断,开具日期等。正文分列药品名称、剂型、规格、数量、用法用量。后记包括医师签名或者加盖专用签章,药品金额以及审核、调配,核对、发药药师签名或者盖章。

处方管理制度的主要内容是:处方权限规定、处方书写规定、处方限量规定和处方保管规定。

审查处方应按照处方管理规定,对处方的前记、正文和后记逐项进行审查,特别是对药品名称、用药剂量、用药方法、药物配伍变化、药物相互作用和不良反应加以仔细审查。

6. 医疗机构取得配制制剂资格的法定程序是:首先,医疗机构须申请设立制剂室,经省级卫生行政部门审核同意,由省级药品监督管理部门批准,发给《医疗机构制剂许可证》,方能取得配制制剂的资格。

医疗机构制剂的管理要点是:①医疗机构配制的制剂,应当是本单位临床需要而市场上没有供应的品种,必须按照规定报送有关资料和样品,并须经所在地省级药品监督管理部门批准并发给制剂批准文号后方可配制。②配制的制剂必须按照规定进行质量检验,合格的,凭医生处方在本医疗机构使用。③特殊情况下,经省级药品监督管理部门批准,医疗机构配制的制剂可以在指定的医疗机构之间调剂使用。④医疗机构配制的制剂,不得在市场销售或变相销售,不得发布医疗机构制剂广告。

7. 国家对医疗机构购进药品的规定和政策是:①医疗机构必须依医院处方集按药品目录中的品规,经政府药品采购网从具有药品生产、经营资格的企业购进药品。②必须建立并执行进货检查验收制度,验明药品合格证明和其他标识;不符合规定要求的,不得购进和使用。③医疗机构购进药品必须有真实、完整的药品购进记录。药品购进记录必须注明药品的通用名称、剂型、规格、批号、有效期、生产厂商、供货单位、购货数量、购进价格、购货日期以及规定的其他内容。④个人设置的门诊部、诊所等医疗机构不得配备常用药品和急救药品以外的其他药品。

8. 药学保健是指直接、负责地提供与药物治疗相关的保健,目的是达到改善患者生命质量的确切效果。药学保健是一种工作模式,它主要是确认潜在或实际存在的与药物治疗相关的问题;解决实际存在的与药物治疗相关的问题;预防潜在的与药物治疗相关的问题。临床用药管理是一个集知识、理解、判断、操作过程、技能、管理和伦理为一体的系统活动,目的在于保证药物使用的安全性。因此,可以说,药学保健是临床用药管理的一种方式或模式。它们两者之间有着密切的关系。例如,临床用药管理的核心是合理用药,而药学保健的任务正是发现、防止和解决用药过程中出现的问题,同样实现了合理用药的目的。

9. 我国医疗机构根据药品的特点,实行三级管理制度:①一级管理。主要适用于麻醉药品和医疗用毒性药品的原料药。如吗啡缓释片、吗啡注射液、硫酸阿托品粉等。管理办法是要求处方单独存放,每日清点,必须做到账物相符;如药品短少,要及时追查原因,并上报领导。②二级管理。主要适用于精神药品、贵重药品及自费药品。管理办法是专柜存放,专账登记。贵重药品要每日清点,精神药品定期清点。③三级管理。主要适用于普通药品。管理办法是金额管理,季度盘点,以存定销。

（刘世坤）

第二部分　综合测试题

课程测试题一

一、A型选择题（最佳选择题）备选答案中只有一个最佳答案。（共20题,每题1分）

1. 根据《中华人民共和国广告法》,不得发布广告的药品为(　　)
   A. 人血白蛋白　　　　　　　　B. 氨茶碱
   C. 复方樟脑酊　　　　　　　　D. 狂犬疫苗
   E. 龙胆泻肝丸

2. 根据《关于建立国家基本药物制度的实施意见》,基本药物纳入基本医疗保障药品报销目录的比例是(　　)
   A. 60%　　　　　　B. 70%　　　　　　C. 80%
   D. 90%　　　　　　E. 100%

3. 药品标准中检验方法的选择原则是(　　)
   A. 准确、可靠、价廉、快速
   B. 精确、简便、可行、价廉
   C. 精确、可行、常用、快速
   D. 准确、灵敏、简便、快速
   E. 精确、可行、简便、快速

4. 执业药师资格考试属于(　　)
   A. 上岗资格考试
   B. 职业资格准入考试
   C. 职称晋升的资格考试
   D. 关键岗位上岗资格考试
   E. 质量负责人上岗资格考试

5. 执业药师的注册机构是(　　)
   A. 县级药品监督管理部门
   B. 市级药品监督管理部门
   C. 省级药品监督管理部门

D. 国家药品监督管理部门

E. 省级卫生行政管理部门

6. 1997 年由国际药学联合会（FIP）颁布的药学道德规范的名称是（　　）

　　A. 药师誓言

　　B. 药师道德规范

　　C. 药剂师行为准则

　　D. 药师职业道德准则

　　E. 药剂师道德准则

7. 我国省级以下食品药品监督管理体制为（　　）

　　A. 实行垂直管理

　　B. 地方政府分级管理

　　C. 省市统筹管理

　　D. 市级食品药品监督管理机构可以独立地履行职责

　　E. 县级食品药品监督管理机构可以独立地履行职责

8. 生产药品所需的原料、辅料必须符合（　　）

　　A. 药用要求　　　　　　　　　　B. 分析要求

　　C. 企业要求　　　　　　　　　　D. 生产要求

　　E. 标准要求

9. 医疗机构配制的制剂应是（　　）

　　A. 市场上供不应求的品种

　　B. 本单位临床需要而市场上供应不足的品种

　　C. 本单位临床需要而市场上没有供应的品种

　　D. 本单位临床和市场均需要的品种

　　E. 本单位临床需要的品种

10. 个人设置的门诊部、诊所等医疗机构只能配备（　　）

　　A. 急救药品和内服药品

　　B. 常用药品和急救药品

　　C. 外用药品和常用药品

　　D. 急救药品和外用药品

　　E. 常用药品和内服药品

11. 属于假药的情形是（　　）

　　A. 未标明有效期或者更改有效期的

　　B. 直接接触药品的包装材料和容器未经批准的

　　C. 超过有效期的

　　D. 所标明的适应证或者功能主治超出规定范围的

　　E. 药品成分的含量不符合国家药品标准的

12. 属于注册分类第二类的中药新药是（　　）

　　A. 新发现的药材及其制剂

　　B. 新的中药材代用品

　　C. 从植物、动物、矿物中提取的有效部位及其制剂

D. 药材新的药用部位及其制剂

E. 从天然药物中提取的有效成分及制剂

13. 麻醉药品和精神药品年度生产计划的制定部门是（　　）

A. 国家发展与改革委员会　　　　　B. 国家食品药品监督管理局

C. 国家卫生部　　　　　　　　　　D. 国家经济运行局

E. 国家商务部

14. 野生或半野生药用动植物采集应坚持的原则是（　　）

A. 最大产量　　　　　　　　　　　B. 适当产量

C. 最大持续产量　　　　　　　　　D. 适当持续产量

E. 最小持续产量

15. 处方药广告的忠告语是（　　）

A. 本广告仅供医学药学专业人士阅读

B. 请遵医嘱

C. 请按医生处方使用

D. 请凭处方使用

E. 本广告内容仅供参考

16. GMP 是药品生产和质量管理的（　　）

A. 最高要求　　　　　　　　　　　B. 基本准则

C. 必要条件　　　　　　　　　　　D. 首要标准

E. 法定标准

17. 急诊处方一般不得超过（　　）

A. 1 日用量　　　　　　　　　　　B. 2 日用量

C. 3 日用量　　　　　　　　　　　D. 5 日用量

E. 7 日用量

18. 药品专利的类型包括（　　）

A. 医药产品发明和医药外观设计

B. 产品发明和方法发明

C. 医药发明和实用新型发现

D. 医药发明专利、实用新型和外观设计

E. 医药产品发明和方法发现

19. 实用新型专利权和外观设计专利权的期限为（　　）

A. 10 年　　　　B. 7 年　　　　C. 5 年　　　　D. 3 年　　　　E. 1 年

20. 著名商标的认可部门是（　　）

A. 市级工商行政管理局

B. 省级工商行政管理局

C. 国家工商行政管理局

D. 国家商务部

E. 国家发展与改革委员会

二、B型选择题(配伍选择题)备选答案在前,试题在后。每组2~4题,每组题均对应同一组备选答案,每个备选答案可以重复选用,也可以不选用。(共30题,每题0.5分)

[1~4题]
    A. http://www.cpa.org.cn
    B. http://www.clponline.cn
    C. http://www.jkb.com.cn
    D. http://www.moh.gov.cn
    E. http://www.sfda.gov.cn

1. 国家食品药品监督管理局的网址是(　　)
2. 中华人民共和国卫生部的网址是(　　)
3. 中国药学会的网址是(　　)
4. 中国执业药师协会的网址是(　　)

[5~8题]
    A. 有效性　　　　　　B. 安全性　　　　　　C. 经济性
    D. 稳定性　　　　　　E. 均一性

5. 按规定的适应证和用法、用量使用药品后,人体产生毒副作用的程度是(　　)
6. 药物制剂的每一单位产品都符合有效性、安全性的规定要求是(　　)
7. 在规定的条件下保持其有效性和安全性的能力是药品质量的(　　)
8. 在规定的适应证、用法和用量的条件下,能满足预防、治疗、诊断人的疾病,有目的地调节人的生理功能的要求的特性是(　　)

[9~11题]
    A. 执业类别　　　　　B. 执业种类　　　　　C. 执业范围
    D. 执业形式　　　　　E. 执业地区

9. 药品生产、药品经营、药品使用属于执业药师的(　　)
10. 药学类、中药类属于执业药师的(　　)
11. 各省、自治区、直辖市属于执业药师的(　　)

[12~15题]
    A. 药品注册司的工作职责
    B. 药品安全监管司的工作职责
    C. 稽查局的工作职责
    D. 国际合作司的工作职责
    E. 政策法规司的工作职责

12. 定期发布国家药品质量公报是(　　)
13. 组织实施药品分类管理制度是(　　)
14. 拟订和修订国家药品标准是(　　)
15. 建立和完善药品不良反应监测制度是(　　)

[16~19题]
    A. 联合国麻醉药品委员会

B. 国际麻醉品管制局

C. 联合国国际药物管制规划署

D. 国际刑警组织

E. 联合国麻醉药品司

16. 从事麻醉药品和精神药品合法流动的管制工作的是（　　）

17. 承担麻醉药品和精神药品国际公约所赋予的职能的是（　　）

18. 编写全世界麻醉药品和精神药品管理情况的年度报告的是（　　）

19. 制定麻醉药品和精神药品的国际管制策略和政策的是（　　）

[20~23 题]

A. C 级背景下的局部 A 级　　　　B. B 级背景下的 A 级

C. B 级　　　　　　　　　　　　D. C 级

E. D 级

20. 眼用制剂的配制、灌装（或灌封）（　　）

21. 灌装前无法除菌过滤的药液或产品的配制（　　）

22. 非最终灭菌产品灌装前可除菌过滤的药液或产品的配制（　　）

23. 直接接触药品的包装材料和器具的最终清洗（　　）

[24~26 题]

A. 处 3 年以下有期徒刑或者拘役,并处或单处罚金

B. 处 3 年以上 10 年以下有期徒刑,并处罚金

C. 处 10 年以上有期徒刑、无期徒刑或者死刑,并处罚金或者没收财产

D. 处 2 年以下有期徒刑或者拘役,并处或者单处罚金

E. 处 2 年以上 7 年以下有期徒刑,并处罚金

24. 生产、销售假药,对人体健康造成严重危害的（　　）

25. 生产、销售劣药,对人体健康造成严重危害的（　　）

26. 生产、销售假药,足以严重危害人体健康的（　　）

[27~30 题]

A. 大型药品批发企业　　　　　　B. 中型药品批发企业

C. 小型药品批发企业　　　　　　D. 大型药品零售企业

E. 小型药品零售企业

27. 药品年销售额大于 1 千万元人民币的企业是（　　）

28. 药品年销售额小于 5 千万元人民币的企业是（　　）

29. 药品年销售额小于 5 百万元人民币的企业是（　　）

30. 药品年销售额大于 2 亿元人民币的企业是（　　）

三、X 型选择题（多项选择题）**每题的备选答案中有 2 个或 2 个以上的正确答案。少选或多选均不得分。**（共 10 题,每题 1 分）

1. 《药事管理学》教材由（　　）构成

A. 药事管理概论　　　　　　　　B. 法学和伦理学

C. 药事法规　　　　　　　　　　D. 管理学类

E. 药事部门管理

2. 药品的商品特征表现为(　　)
   A. 生命关联性
   B. 高质量性
   C. 公共福利性
   D. 品种多、产量有限
   E. 高度的专业性

3. 根据技术职称,药师可分为(　　)
   A. 药士
   B. 药师
   C. 主管药师
   D. 副主任药师
   E. 主任药师

4. 药师的职业道德包括(　　)
   A. 廉洁自律,诚实守信
   B. 以人为本,一视同仁
   C. 尊重病人,保护权益
   D. 实事求是,忠实科学
   E. 崇尚科学,开拓创新

5. 我国药事组织的基本类型包括(　　)
   A. 药品生产、经营组织
   B. 医疗机构药房组织
   C. 药学教育组织
   D. 药品管理行政组织
   E. 药事社团组织

6. 国务院药品监督管理部门负责药品管理业务的主要机构有(　　)
   A. 药品注册司
   B. 国际合作司
   C. 政策规划司
   D. 稽查局
   E. 安全监管司

7. 开办药品生产企业必须具备的条件是(　　)
   A. 具有依法经过资格认定的药学技术人员、工程技术人员及相应的技术工人
   B. 企业负责人应具有执业药师的资格
   C. 具有与其药品生产相适应的厂房、设施和卫生环境
   D. 具有能对所生产药品进行质量管理和质量检验的机构、人员以及必要的仪器设备
   E. 具有保证药品质量的规章制度

8. 可申请特殊审批的新药有(　　)
   A. 未在国内外获准上市的化学原料药及其制剂、生物制品
   B. 新的中药材及其制剂,中药或者天然药物中提取的有效成分及其制剂
   C. 抗艾滋病病毒及用于诊断、预防艾滋病的新药,治疗恶性肿瘤、罕见病等的新药
   D. 治疗尚无有效治疗手段的疾病的新药
   E. 突发事件应急所必需的药品

9. 药品标签中有效期的表示方式有(　　)
   A. 有效期至×××年××月
   B. 有效期至×××年××月××日
   C. 有效期至××××.××.××.
   D. 有效期至××××.××.
   E. 有效期至××××/××/××

10. 药品储存时应做到（　　）

    A. 药品与非药品分开

    B. 处方药与非处方药分开

    C. 特殊管理药品与一般药品分开

    D. 外用药与其他方法服用的药品分开

    E. 性质相互影响、易串味的药品与其他药品分开

**四、判断题　正确的画（√），错误的画（×），并将错误之处改正。（共 15
题,每题 1 分）**

1. 药事管理是指对药学事业的综合管理,是运用管理学、法学、社会学、经济学的原
理和方法对药事活动进行研究,总结其规律,并用以指导药事工作健康发展的社会活动。
药事管理包括宏观和微观两个方面。　　　　　　　　　　　　　　　　　　（　　）

2. 药事管理研究的过程大体可分为 4 个阶段:界定研究问题、收集实证性资料、分析
资料、撰写研究报告。　　　　　　　　　　　　　　　　　　　　　　　　（　　）

3. 现代药一般是用合成、分离提取、化学修饰、生物技术等方法制取的物质,结构基
本清楚,有控制质量的标准和方法。　　　　　　　　　　　　　　　　　　（　　）

4. 药品标准是国家对药品质量及检验所作的规定,是药品生产、供应、使用、检验和
管理部门共同遵循的法定依据。　　　　　　　　　　　　　　　　　　　　（　　）

5. 药师根据其所学专业可分为西药师、中药师、临床药师。　　　　　　　（　　）

6. 执业药师继续教育实行学分制、项目制和登记制度,继续教育项目分为指定、指导
和自修三类。　　　　　　　　　　　　　　　　　　　　　　　　　　　　（　　）

7. 药品管理行政组织是指政府机构中管理药品和药学企事业组织的行政机构。
其功能是代表国家对药品和药学企事业组织进行监督控制,以保证国家意志的贯彻
执行。　　　　　　　　　　　　　　　　　　　　　　　　　　　　　　　（　　）

8. 发展与改革宏观调控部门负责药品的监督管理工作,并依法制定和调整药品政府
定价目录。　　　　　　　　　　　　　　　　　　　　　　　　　　　　　（　　）

9. 药品批发企业是指将购进的药品销售给药品生产企业、药品经营企业、医疗机构
的药品经营企业。　　　　　　　　　　　　　　　　　　　　　　　　　　（　　）

10. 处方药可以在国务院卫生行政部门和国务院药品监督管理部门共同指定的专业
刊物上介绍,但不得在大众传播媒介发布广告。　　　　　　　　　　　　　（　　）

11. 新药注册申报与审批可分为临床前研究申报审批和临床研究申报审批两部分。

                                                   （　　）

12. 麻醉药品注射剂仅限于医疗机构内使用,医疗机构必须要求使用麻醉药品非注
射剂型和第一类精神药品的患者每 2 个月复诊或者随诊一次。　　　　　　（　　）

13. 互联网药品信息服务分为经营性和非经营性两类。　　　　　　　　　（　　）

14. 药品不良反应发生率中"常见"的内涵是 $\geq 1/1000$ 且 $< 1/100$。　　（　　）

15. 三级以上医院药事管理与药物治疗学委员会委员由具有高级技术职务任职资格
的药学、临床医学、护理和医院感染管理、医疗行政管理等人员组成。　　　（　　）

五、问答题(共 8 题,每题 5 分)

1. 药事管理的重要性表现在哪些方面?
2. 简述药品生产企业质量管理负责人的主要职责。
3. 简述国家食品药品监督管理局有关药品监督管理的职责。
4. 符合哪些情形的药品注册申请可以实行特殊审批?
5. 简述药品管理立法的基本特征。
6. 药品流通监督管理包括哪些内容?
7. 简述药事管理与药物治疗学委员会(组)的职责。
8. 简述药品知识产权的种类。

(冯变玲 杨世民)

课程测试题一答案

一、A 型选择题(最佳选择题)备选答案中只有一个最佳答案。(共 20 题,每题 1 分)

1. C　2. E　3. D　4. B　5. C　6. D　7. B　8. A　9. C　10. B
11. D　12. A　13. B　14. C　15. A　16. B　17. C　18. D　19. A　20. B

二、B 型选择题(配伍选择题)备选答案在前,试题在后。每组 2~4 题,每组题均对应同一组备选答案,每个备选答案可以重复选用,也可以不选用。(共 30 题,每题 0.5 分)

1. E　2. D　3. A　4. B　5. E　6. E　7. D　8. A　9. C　10. A
11. E　12. C　13. B　14. A　15. B　16. B　17. A　18. B　19. A　20. D
21. B　22. D　23. D　24. B　25. B　26. A　27. D　28. C　29. E　30. A

三、X 型选择题(多项选择题)每题的备选答案中有 2 个或 2 个以上的正确答案。少选或多选均不得分。(共 10 题,每题 1 分)

1. ACE　　2. ABCDE　　3. BCDE　　4. ABCE　　5. ABCDE　　6. ADE
7. ACDE　　8. ABCD　　9. ABDE　　10. ABCDE

四、判断题　正确的划(√),错误的划(×),并将错误之处改正。(共 15 题,每题 1 分)

1.(√)

2.(×)应为:药事管理研究的过程大体可分为 5 个阶段:界定研究问题、设计研究方案、收集资料、分析资料、撰写研究报告。

3.(√)

4.(×)应为:药品标准是国家对药品质量规格及检验方法所作的规定,是药品生产、供应、使用、检验和管理部门共同遵循的法定依据。

5.(√)

6.(×)应为:执业药师继续教育实行学分制、项目制和登记制度,继续教育项目分为必修、选修和自修三类。

7.(√)

8.(×)应为:发展与改革宏观调控部门负责药品价格的监督管理工作,并依法制定和调整药品政府定价目录。

9.(√)

10.(×)应为:处方药可以在国务院卫生行政部门和国务院药品监督管理部门共同指定的医学、药学专业刊物上介绍,但不得在大众传播媒介发布广告。

11.(×)应为:新药注册申报与审批可分为临床研究申报审批和生产上市申报审批两部分。

12.(×)应为:麻醉药品注射剂仅限于医疗机构内使用,医疗机构必须要求使用麻醉药品非注射剂型和第一类精神药品的患者每4个月复诊或者随诊一次。

13.（√）

14.（×）应为：药品不良反应发生率中"常见"的内涵是≥1/100且＜1/10。

15.（×）应为：二级以上医院药事管理与药物治疗学委员会委员由具有高级技术职务任职资格的药学、临床医学、护理和医院感染管理、医疗行政管理等人员组成。

五、问答题（共8题，每题5分）

1. 药事管理的重要性表现在以下三方面：①建立基本医疗卫生制度，提高全民健康水平，必须加强药事管理；②保证人民用药安全有效，必须加强药事管理；③增强医药经济在全球的竞争力，必须加强药事管理。

2. 药品生产企业质量管理负责人的主要职责包括：①确保所有材料和成品符合注册批准的要求和质量标准；②完成所有必要的检验，确保产品放行前对批记录的审核；③批准质量标准、质量管理操作规程及与质量有关的变更；④对重大偏差和检验超标进行调查和及时处理；⑤确保完成自检，保证厂房和设备良好运行；⑥及时处理所有与产品质量有关的投诉；⑦监督委托检验，完成产品的稳定性考察计划，提供稳定性考察的数据；⑧人员均经过岗前培训和继续培训。

3. 国家食品药品监督管理局有关药品监督管理的主要职责有以下10个方面：①制定药品安全监督管理的政策、规划并监督实施，参与起草相关法律法规和部门规章草案。②负责药品行政监督和技术监督，负责制定药品研制、生产、流通、使用方面的质量管理规范并监督实施。③负责药品注册和监督管理，拟订国家药品标准并监督实施，组织开展药品不良反应和不良事件监测，负责药品再评价和淘汰，参与制定国家基本药物目录，配合有关部门实施国家基本药物制度，组织实施处方药和非处方药分类管理制度。④负责制定中药、民族药监督管理规范并组织实施，拟订中药、民族药质量标准，组织制定中药材生产质量管理规范、中药饮片炮制规范并监督实施，组织实施中药品种保护制度。⑤监督管理药品质量安全，监督管理放射性药品、麻醉药品、毒性药品及精神药品，发布药品质量安全信息。⑥组织查处药品的研制、生产、流通、使用方面的违法行为。⑦指导地方食品药品有关方面的监督管理、应急、稽查和信息化建设工作。⑧拟订并完善执业药师资格准入制度，指导监督执业药师注册工作。⑨开展与食品药品监督管理有关的国际交流与合作。⑩承办国务院及卫生部交办的其他事项。

4. 国家食品药品监督管理局对下列药品注册申请实行特殊审批：

（1）未在国内上市销售的从植物、动物、矿物等物质中提取的有效成分及其制剂，新发现的药材及其制剂；

（2）未在国内外获准上市的化学原料药及其制剂、生物制品；

（3）治疗艾滋病、恶性肿瘤、罕见病等疾病且具有明显临床治疗优势的新药；

（4）治疗尚无有效治疗手段的疾病的新药。其中主治病证未在国家批准的中成药【功能主治】中收载的新药，可以视为尚无有效治疗手段的疾病的新药。

5. 药品管理立法具有以下4个特征：

（1）立法目的是维护人民健康：药品质量直接影响一切用药人的健康和生命。因此，药品管理立法的目的是加强药品监督管理，保证药品质量，维护人民的健康，保障用药人的合法权益，保障人的健康权。

（2）以药品质量标准为核心的行为规范：药品管理立法的目的是规范人们在研究、制造、经营、使用药品时的行为,这些行为必须确保药品的安全性、有效性。现代药品管理立法通过制定、颁布法律、法规,颁布药品标准和保证药品质量的工作标准以规范人们的行为。

(3)药品管理立法的系统性:现代社会药品管理立法包括药品质量、过程质量、工作质量、药品质量控制和质量保证的管理质量,国内药品质量、进出口药品质量等,药品和药事工作受到系统的法律约束。

(4)药品管理法内容国际化的倾向:由于药品管理法的客体主要是药品和控制药品(指麻醉药品、精神药品),随着药品的国际贸易和技术交流日益频繁,客观环境要求国际社会统一标准。因此,各国药品管理法的内容越来越相似,国际性药品管理、控制药品管理的公约、协议、规范、制度和参加缔约的国家也不断增加。

6. 药品流通监督管理包括以下内容:

(1)严格经营药品的准入控制:批发或零售药品必须经政府有关部门审批;规定审批的法定程序,设置批发或零售药品机构的最低条件;发给准予批发或零售药品的法定证照。

(2)制定实施《药师法》(《药房法》)配备执业药师:《药师法》中规定社会药房药师和医院药房药师必须配备依法注册取得执照的执业药师,否则就不能开设药房,或不能调配、销售处方药。

(3)推行药品流通质量管理规范:制定药品经营质量管理规范(GSP)、优良药房管理规范(GPP)等。

(4)实行处方药与非处方药分类管理:药品分发销售实行分类管理,在控制药品分发销售、保证药品和药学服务质量方面起到很好的效果。

(5)加强药品广告管理:制定法律法规,对药品广告的形式、内容、用语、范围、真实准确等,作出明确规定,对药品广告的审批程序及违法广告处罚也作了规定。

(6)重视药品标识物管理:药品标识物是指药品包装上的标签和说明书等。规定了药品标签上必须注明的项目,包括应将药品所有组分(原料药、辅料等)的名称和含量全部标出,否则将按违标药处理。

(7)药品价格控制:在比较成熟的药品市场,药品价格在市场竞争中形成并较稳定,新药(主要是创新药)价格昂贵,仿制药品价格稳中有降。各国采取多种办法,控制药品价格上涨。

7. 药事管理与药物治疗学委员会(组)的职责包括以下7个方面:

(1)贯彻执行医疗卫生及药事管理等有关法律、法规、规章。审核制定本机构药事管理和药学工作规章制度,并监督实施。

(2)制定本机构药品处方集和基本用药供应目录。

(3)推动药物治疗相关临床诊疗指南和药物临床应用指导原则的制定与实施,监测、评估本机构药物使用情况,提出干预和改进措施,指导临床合理用药。

(4)分析、评估用药风险和药品不良反应、药品损害事件,提供咨询与指导。

(5)建立药品遴选制度,审核本机构临床科室申请的新购入药品、调整药品品种或者供应企业和申报医院制剂等事宜。

(6)监督、指导麻醉药品、精神药品、医疗用毒性药品及放射性药品的临床使用与规范化管理。

（7）对医务人员进行有关药事管理法律法规、规章制度和合理用药知识教育培训；向公众宣传安全用药知识。

8. 药品知识产权包括药品专利权、药品商标权和医药商业秘密等。

（1）药品专利权：药品专利权是指药品专利权人对其发明创造依法享有的专有权。药品专利权的内容包括人身权和财产权。人身权是发明人或设计人在专利文件上标明自己是发明人或设计人的权利。财产权是专利权的主要内容，包括对取得专利的发明创造占有、使用、收益和处分的权利。

（2）药品商标权：药品商标权是药品商标注册人对其注册商标依法享有的权利。商标权具有财产所有权的一般特性，包括使用权和禁止权。商标权保护的范围包括商品商标和服务商标。

（3）医药著作权：医药著作权是作者对其创作的作品所享有的各项人身权利和财产权利。著作权的人身权主要有发表权、署名权、修改权和保护作品完整权；财产权主要有：复制权、展览权、表演权、播放权、演绎权等。著作权人通过行使这些权利，来实现其精神利益和经济利益。

（4）医药商业秘密权：商业秘密权是指商业秘密所有人对于其商业秘密所享有的不受非法侵犯的权利。医药商业秘密包括医药品的研究开发、市场营销、技术转让、投资途径、人员客户网络等与经营管理有关的经营信息和技术信息。

课程测试题二

一、A 型选择题（最佳选择题）备选答案中只有一个最佳答案。（共 20 题，每题 1 分）

1. 药事管理的英文缩写是（　　）
   A. Ph. A
   B. SAdS
   C. WHO
   D. NHS
   E. Pharm. D

2. 国家食品药品监督管理局的网址是（　　）
   A. http://www.cpa.org.cn/
   B. http://www.clponline.cn/
   C. http://www.jkb.com.cn
   D. http://www.moh.gov.cn
   E. http://www.sfda.gov.cn

3. 《国家基本药物目录（基层医疗卫生机构配备使用部分）》（2009 年版）收载化学药品和生物制品按照临床药理学分为（　　）
   A. 28 类、208 个品种
   B. 27 类、203 个品种
   C. 22 类、278 个品种
   D. 24 类、205 个品种
   E. 29 类、178 个品种

4. 执业药师资格考试的科目包括（　　）
   A. 药学（中药学）专业知识（一）及（二）、药事管理与法规、综合知识与技能 4 个科目
   B. 药剂学、药物分析、药事管理与法规、综合知识与技能 4 个科目
   C. 药物化学、药用植物、药事管理与法规、综合知识与技能 4 个科目
   D. 药学（中药学）专业知识、临床专业知识、药事管理与法规、综合知识与技能 4 个科目
   E. 药学（中药学）专业知识、临床药学知识、药事管理与法规、药学职业道德 4 个科目

5. 药师的宗旨是（　　）
   A. 崇尚科学，开拓创新
   B. 全心全意，服务于社会
   C. 尊重患者，保护权益
   D. 关爱人民健康，药师在您身边
   E. 尊重患者，崇尚科学

6. 药品经营企业的 GSP 认证工作由（　　）
   A. 国家药品监督管理部门负责组织
   B. 省级药品监督管理部门负责组织
   C. 市级药品监督管理部门负责组织
   D. 县级药品监督管理部门负责组织
   E. 国家卫生行政管理部门负责组织

7. 对疗效不确、不良反应大或者其他原因危害人体健康的药品应当（　　）

  A. 撤销批准文号或进口药品注册证书 B. 修改药品说明书

  C. 重新进行临床研究 D. 控制临床使用病例

  E. 重新进行药品审核

8. 某药品的批准文号为"国药准字 Z20090009",表示( )

  A. 该药品为 2009 年由国家食品药品监督管理局批准的西药新药,其编号为 0009

  B. 该药品为 2009 年由药品监督管理部门批准的中药新药,其编号为 0009

  C. 该药品为 2009 年由国家食品药品监督管理局正式批准的中药新药,其编号为 0009

  D. 该药品为 2009 年由国家食品药品监督管理局批准的新药

  E. 该药品为药品监督管理部门批准的新药,其编号为 20090009

9. 医疗机构使用麻醉药品和第一类精神药品须取得( )

  A.《麻醉药品、第一类精神药品使用卡》

  B.《麻醉药品、第一类精神药品购用印鉴卡》

  C.《麻醉药品、第一类精神药品购用证明》

  D.《麻醉药品、第一类精神药品使用申请表》

  E.《麻醉药品、第一类精神药品使用证》

10. 药品广告审查机关是( )

  A. 县级药品监督管理部门 B. 市级药品监督管理部门

  C. 省级药品监督管理部门 D. 国家药品监督管理部门

  E. 省级工商行政管理部门

11. 第二类精神药品处方保存期限为( )

  A. 1 年 B. 2 年 C. 3 年

  D. 4 年 E. 5 年

12. 知识产权的特征包括( )

  A. 专有性、时间性和地域性 B. 无形性、独享性和地域性

  C. 无形性、时间性和先进性 D. 先进性、时间性和独享性

  E. 先进性、无形性和地域性

13. 国家药典委员会是( )

  A. 国家药品标准的制定机构 B. 国家药品标准的编纂机构

  C. 国家药品标准的出版机构 D. 国家药品标准化管理的法定机构

  E. 国家药品标准的执行机构

14. 中国执业药师协会的英文缩写是( )

  A. CLPA B. LPA C. CLSA

  D. LPAC E. CLAD

15. 列入国家药品标准的药品名称为( )

  A. 药品商品名称 B. 药品通用名称

  C. 药品专利名称 D. 药品普通名称

  E. 药品标准名称

16. 药品经营企业购进中药材应标明( )

  A. 性状 B. 颜色 C. 产地

D. 价格　　　　　　　　　　E. 药用部位

17. 药品经营企业冷库的温度为(　　)

　　A. 0~5℃　　　　　　　　B. 2~10℃　　　　　　　C. 5~10℃

　　D. <15℃　　　　　　　　E. <20℃

18. 依据 GMP 附则中"批"的概念,粉针剂的一个批号为(　　)

　　A. 以一批无菌原料药在同一连续生产周期内生产的均质产品

　　B. 灌装(封)前经最后混合的药液所生产的均质产品

　　C. 以同一配液罐最终一次配制的药液所生产的均质产品

　　D. 以同一批配制的药液使用冻干设备在同一生产周期生产的均质产品

　　E. 以同一配制罐最终一次配制所生产的均质产品

19. 根据《中华人民共和国药品管理法》,下列说法中错误的是(　　)

　　A. 药品批发企业可以从具有药品生产资格的企业购进药品

　　B. 药品生产企业可以从具有药品生产资格的企业购进药品

　　C. 药品经营企业可以从城乡集贸市场购进中药饮片

　　D. 药品零售企业可以从具有药品生产资格的企业购进药品

　　E. 药品经营企业可以从具有药品经营资格的批发企业购进药品

20. 定点零售药店必须具备(　　)

　　A. 及时供应基本医疗保险用药和 8 小时提供服务的能力

　　B. 及时供应基本医疗保险用药和 10 小时提供服务的能力

　　C. 及时供应基本医疗保险用药和 12 小时提供服务的能力

　　D. 及时供应基本医疗保险用药和 18 小时提供服务的能力

　　E. 及时供应基本医疗保险用药和 24 小时提供服务的能力

二、B 型选择题(配伍选择题)备选答案在前,试题在后。每组 2~4 题,每组题均对应同一组备选答案,每个备选答案可以重复选用,也可以不选用。(共 30 题,每题 0.5 分)

[1~3 题]

　　A. 一次常用量　　　　　　B. 3 日常用量　　　　　　C. 5 日常用量

　　D. 7 日常用量　　　　　　E. 15 日常用量

根据《处方管理办法》:

1. 为门(急)诊患者开具的麻醉药品注射剂,每张处方为(　　)

2. 为门(急)诊癌症疼痛患者开具的第一类精神药品注射剂,每张处方不得超过(　　)

3. 为门(急)诊患者开具的麻醉药品控缓释制剂,每张处方不得超过(　　)

[4~7 题]

　　A. 卫生行政部门　　　　　　　　　　B. 中医药管理部门

　　C. 发展与改革宏观调控部门　　　　　D. 工商行政管理部门

　　E. 劳动与社会保障部门

4. 负责组织中药及民族药的发掘、整理、总结工作的部门是(　　)

5. 负责药品价格的监督管理工作的部门是(　　)

6. 负责组织拟定基本医疗保险药品的范围及支付标准的部门是(　　)

7. 负责中药和民族医药的技术标准的制定、修订工作的部门是(　　)

[8~11 题]

    A. FIP   B. WHO

    C. CPA   D. CNMA

    E. CPEA

8. 中国医药企业管理协会的英文缩写是(　　)

9. 中国药学会的英文缩写是(　　)

10. 中国非处方药物协会的英文缩写是(　　)

11. 国际药学联合会的英文缩写是(　　)

[12~14 题]

    A. 淡红色   B. 淡绿色   C. 淡黄色

    D. 淡蓝色   E. 白色

12. 麻醉药品处方的印刷用纸颜色为(　　)

13. 第一类精神药品处方的印刷用纸颜色为(　　)

14. 第二类精神药品处方的印刷用纸颜色为(　　)

[15~18 题]

    A. 1 年   B. 2 年   C. 3 年

    D. 5 年   E. 7 年

15. 麻醉药品处方至少保存(　　)

16. 精神药品处方至少保存(　　)

17. 对特定疾病有显著疗效的中药品种的保护时间为(　　)

18. 从天然药物中提取的有效物质及特殊制剂的保护时间为(　　)

[19~22 题]

    A. 特级保护野生药材物种   B. 一级保护野生药材物种

    C. 二级保护野生药材物种   D. 三级保护野生药材物种

    E. 四级保护野生药材物种

19. 濒临灭绝状态的稀有珍贵野生药材物种属于(　　)

20. 分布区域缩小,资源处于衰竭状态的重要野生药材物种属于(　　)

21. 一律禁止采猎的药材物种属于(　　)

22. 资源严重减少的主要常用野生药材物种属于(　　)

[23~26 题]

    A. 100m²   B. 150m²   C. 500m²

    D. 1000m²   E. 1500m²

23. 大型药品批发企业检验室的面积为(　　)

24. 大型药品批发企业仓库的面积为(　　)

25. 中型药品批发企业仓库的面积为(　　)

26. 小型药品批发企业检验室的面积为(　　)

[27~30 题]

    A. Ⅰ期临床试验   B. Ⅱ期临床试验

    C. Ⅲ期临床试验   D. Ⅳ期临床试验

E. 药品临床试验机构

27. 新药上市后由申请人进行的应用研究是(　　)
28. 治疗作用确证阶段是(　　)
29. 申请新药证书是在完成哪期临床试验之后(　　)
30. 治疗作用初步评价阶段是(　　)

三、X 型选择题（多项选择题）**每题的备选答案中有 2 个或 2 个以上的正确答案。少选或多选均不得分。**（共 10 题,每题 1 分）

1. 以下药品质量管理规范的名称及其英文缩写,正确的是(　　)
   A. 《药物非临床研究质量管理规范》:GLP
   B. 《药品生产质量管理规范》:GAP
   C. 《药品经营质量管理规范》:GSP
   D. 《中药材生产质量管理规范(试行)》:GMP
   E. 《药物临床试验质量管理规范》:GCP

2. 药品监督管理的作用有(　　)
   A. 保证药品质量
   B. 促进新药研究开发
   C. 提高制药工业的竞争力
   D. 规范药品市场,保证药品供应
   E. 为合理用药提供保证

3. 根据《关于建立国家基本药物制度的实施意见》,基本药物应满足的条件包括(　　)
   A. 适应基本医疗卫生需求
   B. 公众可公平获得
   C. 能够保障供应
   D. 剂型适宜
   E. 价格合理

4. 必须由国务院药品监督管理部门负责认证的药品有(　　)
   A. 注射剂
   B. 片剂
   C. 胶囊剂
   D. 放射性药品
   E. 国务院药品监督管理部门规定的生物制品

5. SFDA 药品安全监管司的工作职责有(　　)
   A. 组织实施药品分类管理制度
   B. 负责药品再评价和淘汰药品的审核工作
   C. 组织实施国家药品质量监督抽验
   D. 制定国家基本药物目录
   E. 建立和完善药品不良反应监测制度

6. 医疗机构配制的制剂(　　)
   A. 不得在市场上销售或者变相销售
   B. 只允许在部分临床科室应用
   C. 不得进行广告宣传
   D. 不得采用独立软包装
   E. 不得在临床应用

7. 可申请一级保护的中药品种有(　　)
   A. 从天然物质中提取的有效成分及制剂

B. 对特定疾病有特殊疗效的

C. 相当于国家一级保护野生药材物种的人工制成品

D. 用于预防和治疗特殊疾病的

E. 对特殊疾病有显著疗效的

8. 属于药品严重不良反应的情形有(　　　)

A. 引起死亡

B. 致癌、致畸、致出生缺陷

C. 对生命有危险并能够导致人体永久的或显著的伤残

D. 对器官功能产生永久损伤

E. 导致住院或住院时间延长

9. 调配处方时的"四查十对"指(　　　)

A. 查处方,对科别、姓名、年龄

B. 查药品,对药名、剂型、规格、数量

C. 查配伍禁忌,对药品性状、用法用量

D. 查药名,对用法用量

E. 查用药合理性,对临床诊断

10. 医疗机构实行二级管理的药品有(　　　)

A. 精神药品　　　　　　　　B. 普通药品　　　　　　　　C. 贵重药品

D. 麻醉药品　　　　　　　　E. 自费药品

四、判断题　正确的画(√),错误的画(×),并将错误之处改正。(共 15 题,每题 1 分)

1. 1987 年我国教育委员会决定将"药事管理学"课程列为药学专业的必修课程。(　　　)

2. 药品委托生产的委托方应当是持有与生产该药品的生产条件相适应的《药品生产质量管理规范》认证证书的药品生产企业。(　　　)

3. 《中国药典》编写的体例主要包括凡例、品名目次、正文、附录、索引等部分。(　　　)

4. 药品生产企业质量负责人、生产负责人发生变更的,应当在变更后 30 日内将变更人员简历及学历证明等有关情况报所在地省、自治区、直辖市(食品)药品监督管理部门备案。(　　　)

5. GSP 的适用范围是中华人民共和国境内经营药品的专营或者兼营企业。(　　　)

6. 中国药学会成立于 1907 年,是我国成立较早的学术性社会团体之一。1992 年恢复加入了国际药学联合会(FIP),是亚洲药物化学联合会(AFMC)的发起成员之一。(　　　)

7. 以欺骗手段取得许可证或者药品批准证明文件者,应吊销许可证或者撤销药品批准证明文件,并罚款 1 万~3 万元,5 年内不受理相关申请。(　　　)

8. 药品广告的内容必须真实、合法,以国务院药品监督管理部门批准的药品包装为准,不得含有虚假的内容。(　　　)

9. 新药技术转让是指新药证书的持有者将新药生产技术转给药品生产企业,并由该药品生产企业申请生产该新药的行为。(　　　)

10. 国家食品药品监督管理局根据麻醉药品和精神药品的需求总量,按照合理布局、总量控制的原则,确定麻醉药品和精神药品定点生产企业的数量和布局。(　　　)

11. 药品信息具有以下性质:无限性、系统性、动态性、目的性和价值性。（　　）

12. 药品销售渠道又称为药品流通渠道,是指药品从经营者转移到消费者手中所经过的途径。（　　）

13. 首营品种应抽查检验,批发企业每年抽查检验应不少于进货总批数的 1.5% ,小型批发企业不少于 1% 。（　　）

14. 《医疗机构药事管理规定》要求,三级医院应设立药事管理与药物治疗学委员会,其他医疗机构可成立药事管理组。（　　）

15. 调剂活动可分为 5 个步骤,即收方、检查处方、调配处方、包装贴标签和发药。（　　）

五、问答题(共 8 题,每题 5 分)

1. 简述我国药事法的渊源。

2. 简述处方药和非处方药分类管理的意义和作用。

3. 省级药品监督管理部门的职责有哪些?

4. 什么是劣药? 哪些情形的药品按劣药论处?

5. 非处方药说明书的内容及书写要求有哪些?

6. 我国现行 GMP 对生产管理负责人资质和职责有何规定?

7. 简述《药品经营质量管理规范》对药品储存与养护的规定。

8. 简述医疗机构药师工作职责。

（冯变玲　杨世民）

课程测试题二答案

一、A 型选择题(最佳选择题)备选答案中只有一个最佳答案。(共20题,每题1分)

1. A　2. E　3. D　4. A　5. D　6. B　7. A　8. C　9. B　10. C

11. B　12. A　13. D　14. A　15. B　16. C　17. B　18. A　19. C　20. E

二、B 型选择题(配伍选择题)备选答案在前,试题在后。每组2~4题,每组题均对应同一组备选答案,每个备选答案可以重复选用,也可以不选用。(共30题,每题0.5分)

1. A　2. D　3. A　4. B　5. C　6. E　7. B　8. E　9. C　10. D

11. A　12. D　13. A　14. C　15. D　16. B　17. D　18. E　19. B　20. C

21. B　22. D　23. B　24. E　25. D　26. A　27. D　28. C　29. C　30. B

三、X 型选择题(多项选择题)每题的备选答案中有2个或2个以上的正确答案。少选或多选均不得分。(共10题,每题1分)

1. ACE　　2. ABCDE　　3. ABCDE　　4. ADE　　5. ABDE　　6. AC

7. BCD　　8. ABCDE　　9. ABCE　　10. ACE

四、判断题　正确的划(√),错误的划(×),并将错误之处改正。(共15题,每题1分)

1. (√)

2. (×)应为:药品委托生产的受托方应当是持有与生产该药品的生产条件相适应的《药品生产质量管理规范》认证证书的药品生产企业。

3. (√)

4. (×)应为:药品生产企业质量管理负责人、生产负责人发生变更的,应当在变更后15日内将变更人员简历及学历证明等有关情况报所在地省、自治区、直辖市(食品)药品监督管理部门备案。

5. (√)

6. (√)

7. (√)

8. (×)应为:药品广告的内容必须真实、合法,以国务院药品监督管理部门批准的药品说明书为准,不得含有虚假的内容。

9. (√)

10. (√)

11. (×)应为:药品信息具有以下的性质:无限性、系统性、动态性、目的性、价值性、真伪性和依附性。

12. (×)应为:药品销售渠道又称药品流通渠道,是指药品从生产者转移到消费者手中所经过的途径。

13. (√)

14. (×)应为:《医疗机构药事管理规定》要求,二级以上医院应设立药事管理与药物治疗学委员会,其他医疗机构可成立药事管理组。

15.(×)应为:调剂活动可分为 6 个步骤,即收方、检查处方、调配处方、包装贴标签、复查处方、发药。

五、问答题(共 8 题,每题 5 分)

1. 我国药事法的渊源包括:

(1)宪法:宪法是我国的根本法,是全国人大通过最严格的程序指定的,具有最高法律效力的规范性法律文件。是我国所有法律,包括药事管理法的重要渊源。

(2)药事管理法律:法律系指全国人大及其常委会制定的规范性文件,由国家主席签署主席令公布。

(3)药事管理行政法规:行政法规是指作为国家最高行政机关的国务院根据宪法和法律所制定的规范性文件,由总理签署国务院令公布。

(4)药事管理地方性法规:省、自治区、直辖市人大及其常委会根据本行政区域的具体情况和实际需要制定的药事管理法规。效力低于宪法、法律及行政法规。

(5)药事管理规章:国务院各部、委员会、中国人民银行、审计署和具有行政管理职能的直属机构,可以根据法律和国务院的行政法规、决定、命令,在本部门的权限范围内,制定规章。

(6)中国政府承认或加入的国际条约:国际条约一般属于国际法范畴,但经中国政府缔结的双边、多边协议、条约和公约等,在我国也具有约束力,也构成当代中国法源之一。

2. 处方药和非处方药分类管理的意义和作用是:

(1)保证人们用药安全有效:处方药和非处方药分类管理的目的是保证人们用药安全、有效、方便、及时。分类管理的首要作用是确保用药安全,将麻醉药品、精神药品、医疗用毒性药品、放射性药品、注射剂等药品不良反应重或使用要求高的作为处方药管理,需医师处方、药师审核调配、患者才能购买,这样可保证用药安全。

(2)提供控制药品费用的依据:从处方药中遴选医疗保险报销药品,即确保医疗必须的用药,也可控制医药费用的快速增长,维持医疗保障制度的正常运行。

(3)提高药品监管水平:按处方药和非处方药实施药品质量监督,管理目标清晰,分类管理要求各异,可进行科学的高效管理,也有利于国家间药品监管人员交往、经验交流。

(4)促进新药开发:企业可根据药品分类要求,明确开发药品的目标,生产市场需要的产品,尤其是适用于大众自我药疗的新产品以及继承、整理提高传统药,促进药品的进出口贸易。

3. 省级药品监督管理部门负责辖区内药品监督管理,综合监督食品、保健品、化妆品安全管理。药品监督管理方面的主要职责有以下 8 个方面:①在辖区内执行《药品管理法》、《药品管理法实施条例》及相关的行政法规、规章。②核发《药品生产许可证》、《药品经营许可证》、《医疗机构制剂许可证》;组织药品 GMP(除另有规定外)、GSP 认证。③依法对申报药物的研制情况及条件进行核查,对药品注册申报资料的完整性、规范性和真实性进行审核,并组织对试制的样品进行检验。④对辖区内药品和特殊管理的药品的生产、经营、使用进行监督及抽验。⑤审批药品广告,核发药品广告批准文号。⑥对辖区内违反《药品管理法》及相关法规的行为进行调查,决定行政处罚。⑦负责实施执业药师注册和管理,协助有关部门做好执业药师资格考试工作。⑧指导市县药品的监督管理、应急、稽查和信息化建设工作。

4. 药品成分的含量不符合国家药品标准的为劣药。有下列情形之一的药品,按劣药论处:①未标明有效期或者更改有效期的;②不注明或者更改生产批号的;③超过有效期的;④直接接触药品的包装材料和容器未经批准的;⑤擅自添加着色剂、防腐剂、香料、矫味剂及辅料的;⑥其他不符合药品标准规定的。

5. 由于非处方药说明书的阅读对象主要为不具备医药专业知识的消费者,因此说明书内容须确保使消费者容易理解、便于操作,书写要求上特别强调用语的通俗简明、清晰准确,还须按规定在相应位置注明患者用药教育信息。特别是有关"注意事项"要详细书写,内容应包括:①对于《国家非处方药目录》中注明使用时间的药品,必须注明"如在××日内症状未缓解,请找医生咨询"。②原药品使用说明书的药物使用过量警告,必须保留,同时还必须注明"如服用过量,请立即向医务人员求助"。③必须注明"当药品性状发生改变时禁止服用"。④必须注明"儿童必须在成人的监护下使用"及"请将该药品放在儿童不能接触的地方"。⑤如药品须慎用时,必须注明。⑥如药品对各种实验室测定指标产生影响,必须注明。

6. 我国现行GMP对生产管理负责人资质的规定是:生产管理负责人应当至少具有药学或相关专业本科学历(或中级专业技术职称或执业药师资格),具有至少三年从事药品生产和质量管理的实践经验,其中至少有一年的药品生产管理经验,接受过与所生产产品相关的专业知识培训。

生产管理负责人的主要职责是:①严格执行各种操作规程,确保药品按批准的工艺规程生产、贮存,保证药品质量;②批生产(包装)记录经指定人员审核并送质量管理部门;③保持厂房和设备良好的运行状态,并完成验证工作;④生产人员必须经专业培训,并根据工作需要调整培训内容。

7. 《药品经营质量管理规范》对药品储存与养护的规定包括:

(1)分类储存保管:药品与非药品、内用药与外用药、处方药与非处方药之间应分开存放;易串味的药品、中药材、中药饮片以及危险品等应与其他药品分开存放。麻醉药品、一类精神药品、医疗用毒性药品、放射性药品应当专库或专柜存放,双人双锁保管,专账记录。

(2)堆垛要求:药品堆垛应留有一定距离。药品与墙、屋顶(房梁)的间距不小于30cm,与库房散热器或供暖管道的间距不小于30cm,与地面的间距不小于10cm。

(3)色标管理:药品储存应实行色标管理。其统一标准是:待验药品库(区)、退货药品库(区)为黄色;合格药品库(区)、零货称取库(区)、待发药品库(区)为绿色;不合格药品库(区)为红色。

(4)对库存药品进行养护、检查、记录。对库存药品应根据流转情况定期进行养护和检查,并做好记录。检查中,对由于异常原因可能出现问题的药品、易变质药品、已发现质量问题药品的相邻批号药品、储存时间较长的药品,应进行抽样送检。库存养护中如发现质量问题,应悬挂明显标志和暂停发货,并尽快通知质量管理机构予以处理。应做好库房温、湿度的监测和管理。每日应上、下午各一次定时对库房温、湿度进行记录。如库房温、湿度超出规定范围,应及时采取调控措施,并予以记录。

8. 医疗机构药师工作职责包括:①负责药品采购供应、处方或者用药医嘱审核、药品调剂、静脉用药集中调配和医院制剂配制,指导病房(区)护士请领、使用与药品管理。②参与临床药物治疗,进行个体化药物治疗方案的设计与实施,开展药学查房,为患者提供药学专业技术服务。③参加查房、会诊、病例讨论和疑难、危重患者的医疗救治,协同医师做好药物使用遴选工作,对临床药物治疗提出意见或调整建议,与医师共同对药物治疗负责。④开展抗菌药物临床应用监测,实施处方点评与超常预警,促进药物合理使用。⑤开展药品质量监测,药品严重不良反应和药品损害的收集、整理、报告等工作。⑥掌握与临床用药相关的药物信息,提供用药信息与药学咨询服务,向公众宣传合理用药知识。⑦结合临床药物治疗实践,进行药学临床应用研究;开展药物利用评价和药物临床应用研究;参与新药临床试验和新药上市后安全性与有效性监测。⑧其他与医院药学相关的专业技术工作。

课程测试题三

一、A 型选择题（最佳选择题）备选答案中只有一个最佳答案。（共 20 题，每题 1 分）

1. 根据《中华人民共和国药品管理法实施条例》，新药监测期的期限不超过（　　）
   A. 10 年　　　　　　　　B. 7 年　　　　　　　　C. 6 年
   D. 5 年　　　　　　　　E. 3 年

2. 医疗机构应当根据本机构性质、任务、规模配备适当数量的临床药师（　　）
   A. 三级医院临床药师不少于 5 名，二级医院临床药师不少于 2 名
   B. 三级医院临床药师不少于 5 名，二级医院临床药师不少于 3 名
   C. 三级医院临床药师不少于 6 名，二级医院临床药师不少于 3 名
   D. 三级医院临床药师不少于 8 名，二级医院临床药师不少于 5 名
   E. 三级医院临床药师不少于 8 名，二级医院临床药师不少于 3 名

3. 执业药师的基本准则是（　　）
   A. 对药品负责，保证人民的用药质量
   B. 对药品质量负责，保证人民用药安全有效
   C. 保证药品质量，提供用药咨询
   D. 不断更新知识，保证药品质量
   E. 对药品负责，不断更新知识

4. 医疗机构配制制剂的批准部门是（　　）
   A. 县级药品监督管理部门　　　　B. 市级药品监督管理部门
   C. 省级药品监督管理部门　　　　D. 国家药品监督管理部门
   E. 省级卫生行政管理部门

5. 列入国家药品标准的药品名称为（　　）
   A. 药品商品名称　　　　B. 药品标准名称　　　　C. 药品专利名称
   D. 药品通用名称　　　　E. 药品通俗名称

6. 从事第二类精神药品批发业务的企业的批准部门是（　　）
   A. 县级药品监督管理部门　　　　B. 市级药品监督管理部门
   C. 省级药品监督管理部门　　　　D. 国家药品监督管理部门
   E. 省级卫生行政管理部门

7. 麻醉药品和第一类精神药品应设立专库或专柜储存并实行（　　）
   A. 双人双锁管理　　　　B. 专人定点管理　　　　C. 专人专账管理
   D. 科学规范管理　　　　E. 专人专时管理

8. 发布药品广告必须取得（　　）

A. 药品批准文号   B. 药品广告证书   C. 药品批准证书

D. 药品广告批准文号   E. 药品宣传证书

9. 大型药品批发企业药品养护室的面积应不小于(　　)

A. 50m²   B. 40m²   C. 30m²

D. 20m²   E. 10m²

10. 根据《处方管理办法》,处方前记应注明的是(　　)

A. 药品金额   B. 临床诊断   C. 药品名称

D. 药品性状   E. 用法用量

11. 世界卫生组织下设的 3 个主要机构包括(　　)

A. 世界卫生大会及秘书处

B. 世界卫生大会、执行委员会及秘书处

C. 世界卫生大会、常务委员会及秘书处

D. 常务委员会、执行委员会及秘书处

E. 世界卫生大会、常务委员会及执行委员会

12. 药物临床前研究的核心内容是(　　)

A. 临床前药物质量的评价   B. 临床前药物有效性评价

C. 临床前药物安全性评价   D. 临床前药物稳定性评价

E. 临床前药物均一性评价

13. Ⅲ期临床试验的病例数为(　　)

A. 30 例   B. 100 例   C. 300 例

D. 500 例   E. 2000 例

14. 国家食品药品监督管理局的英文缩写为(　　)

A. SDA   B. FDA   C. CDA

D. SFDA   E. CFDA

15. GMP 制度从性质分,可分为两类,即(　　)

A. 国际性的 GMP 和国家的 GMP

B. 具有法律效应的 GMP 和不具有法律效应的 GMP

C. 地区的 GMP 和国家的 GMP

D. 固定的 GMP 和现行的 GMP

E. 行业的 GMP 和国家的 GMP

16. GMP 的指导思想是(　　)

A. 任何药品的质量形成是检验出来的,而不是生产出来的

B. 任何药品的质量形成是生产出来的,而不是设计出来的

C. 任何药品的质量形成是生产出来的,而不是检验出来的

D. 任何药品的质量形成是管理出来的,而不是自发形成的

E. 任何药品的质量形成是设计出来的,而不是自发形成的

17. 《药品管理法实施条例》对新药的界定为(　　)

A. 我国未生产过的药品

B. 我国未使用过的药品

C. 未曾在中国境内上市销售的药品

D. 未曾在中国境内生产销售的药品

E. 未收载于国家标准的药品

18. 医疗机构配制制剂必须取得（ ）

A. 《医疗机构制剂配制合格证》 B. 《医疗机构制剂许可证》

C. 《医疗机构制剂配制许可证》 D. 《医疗机构制剂证》

E. 《医疗机构制剂配制证》

19. 保护工业产权最早、最主要的国际公约是（ ）

A. 《专利合作公约》 B. 《世界版权公约》

C. 《保护文学艺术作品伯尔尼公约》 D. 《保护工业产权巴黎公约》

E. 《保护工业产权伯尔尼公约》

20. 专利申请的法定原则包括（ ）

A. 书面申请原则、先申请原则、单一性原则和优先权原则

B. 书面申请原则、先应用原则、单一性原则和优先权原则

C. 先应用原则、强制性原则和优先权原则

D. 口头申请原则、单一性原则和优先权原则

E. 口头申请原则、先应用原则和优先权原则

二、B 型选择题（配伍选择题）备选答案在前，试题在后。每组 2~4 题，每组题均对应同一组备选答案，每个备选答案可以重复选用，也可以不选用。（共 30 题，每题 0.5 分）

[1~4 题]

A. 国家药典委员会

B. 国家中药品种保护审评委员会

C. 国家食品药品监督管理局药品审评中心

D. 国家食品药品监督管理局药品认证管理中心

E. 国家食品药品监督管理局药品评价中心

1. 承担药品再评价和淘汰药品的技术工作的是（ ）

2. 负责组织对药品注册申请进行技术审评的是（ ）

3. 承担国家基本药物目录制定、调整技术工作的是（ ）

4. 审议药品标准制定和修订有关原则的部门是（ ）

[5~8 题]

A. CPIA B. CNMA C. CATCM

D. CLPA E. CAPC

5. 中国非处方药物协会的英文缩写是（ ）

6. 中国执业药师协会的英文缩写是（ ）

7. 中国中药协会的英文缩写是（ ）

8. 中国医药商业协会的英文缩写是（ ）

[9~12 题]

A. 处违法生产、销售药品货值金额 3 倍以下的罚款

B. 处违法生产、销售药品货值金额 1 倍以上 3 倍以下的罚款

C. 处违法生产、销售药品货值金额 2 倍以上 3 倍以下的罚款

D. 处违法生产、销售药品货值金额 1 倍以上 5 倍以下的罚款

E. 处违法生产、销售药品货值金额 2 倍以上 5 倍以下的罚款

9. 生产、销售劣药(   )

10. 伪造、变造、买卖、出租、出借许可证或药品批准证明文件(   )

11. 生产、销售假药(   )

12. 未取得许可证而生产、经营药品(   )

[13~16 题]

A. Ⅰ期临床试验   B. Ⅱ期临床试验

C. Ⅲ期临床试验   D. Ⅳ期临床试验

E. Ⅴ期临床试验

13. 初步评价药物对目标适应证患者治疗作用和安全性的试验属于(   )

14. 考察在广泛使用条件下药物的疗效和不良反应的试验属于(   )

15. 观察人体对于新药的耐受程度和药代动力学的试验属于(   )

16. 进一步验证药物对目标适应证患者的治疗作用和安全性的试验属于(   )

[17~19 题]

A. quality management   B. quality management system

C. quality improvement   D. quality assurance

E. quality control

17. 质量管理的英文词汇是(   )

18. 质量控制的英文词汇是(   )

19. 质量保证的英文词汇是(   )

[20~23 题]

A. 不得超过 2 日用量   B. 不得超过 3 日用量

C. 不得超过 5 日用量   D. 不得超过 7 日用量

E. 一次用量

20. 第二类精神药品每张处方为(   )

21. 麻醉药品的片剂每张处方为(   )

22. 麻醉药品控缓释制剂每张处方为(   )

23. 第一类精神药品注射剂每张处方为(   )

[24~27 题]

A. 药师   B. 执业药师

C. 药师以上专业技术职务   D. 主管药师以上专业技术职务

E. 药学专业技术职称

24. 医疗机构负责处方审核、评估、核对、发药以及安全用药指导的人员应具有(   )

25. 零售药店审核处方的人员必须是(   )

26. 小型批发企业质量管理负责人必须具有(   )

27. 大中型批发企业质量管理负责人必须具有(   )

[28~30 题]

A. 卫生行政部门   B. 国家发展和改革宏观调控部门

  C. 人力资源和社会保障部门   D. 工业和信息化管理部门

  E. 商务管理部门

28. 负责中药材生产扶持项目管理和国家药品储备管理工作的政府部门是(　　)

29. 负责研究制定药品流通行业发展规划、行业标准和有关政策的政府部门是(　　)

30. 负责建立国家基本药物制度、制定国家药物政策的政府部门是(　　)

三、Ⅹ型选择题(多项选择题)**每题的备选答案中有 2 个或 2 个以上的正确答案。少选或多选均不得分。**(共 10 题,每题 1 分)

1. 药事管理研究特征包括(　　)

  A. 结合性   B. 规范性   C. 多样性

  D. 实用性   E. 开放性

2. 《中国执业药师道德准则》的内容包括(　　)

  A. 救死扶伤,不辱使命   B. 尊重患者,平等相待

  C. 依法执业,质量第一   D. 进德修业,珍视声誉

  E. 尊重同仁,密切协作

3. 根据《处方管理办法》,可以从事调剂工作的人员包括(　　)

  A. 主管护师   B. 药师   C. 副主任药师

  D. 主管药师   E. 医师

4. 根据《药品经营许可证管理办法》,省级药品监督管理部门负责本辖区药品批发企业《药品经营许可证》的(　　)

  A. 发证   B. 认证   C. 换证

  D. 变更   E. 监督管理

5. 药品生产企业不得委托生产的药品有(　　)

  A. 疫苗   B. 血液制品

  C. 注射剂   D. 缓释制剂

  E. 国务院药品监督管理部门规定的其他药品

6. 医疗机构实行一级管理的药品有(　　)

  A. 麻醉药品   B. 精神药品

  C. 医疗用毒性药品的原料药 D. 普通药品

  E. 贵重药品

7. 属于三级保护野生药材物种的有(　　)

  A. 刺五加   B. 龙胆   C. 黄连

  D. 黄芩   E. 五味子

8. 不得发布广告的药品有(　　)

  A. 麻醉药品、精神药品、医疗用毒性药品、放射性药品

  B. 军队特需药品

  C. 国家食品药品监督管理局依法明令停止或者禁止生产、销售和使用的药品

  D. 医疗机构配制的制剂

  E. 批准试生产的药品

9. 药品经营企业药品出库的原则有(　　)

　　A. 先产先出　　　　　　B. 近期先出　　　　　　C. 先进先出

　　D. 外用先出　　　　　　E. 按批号发货

10. 二级以上医院药事管理与治疗学委员会的组成成员有（　　　）

　　A. 具有高级技术职务任职资格的药学人员

　　B. 具有高级技术职务任职资格的临床医学人员

　　C. 具有高级技术职务任职资格的护理和医院感染管理人员

　　D. 具有高级技术职务任职资格的医院后勤管理人员

　　E. 具有高级技术职务任职资格的医疗行政管理人员

四、判断题　　正确的画（√），错误的画（×），并将错误之处改正。（共 15 题，每题 1 分）

1. 我国药品批准文号的格式为国药准字 H(Z、S、J) +4 位年号 +4 位顺序号。（　　　）

2.《国家基本药物目录　基层医疗卫生机构配备使用部分》（2009 年版）收载药品 408 个，其中化学药品 305 个、中成药 103 个。（　　　）

3. 执业药师在执业范围内负责对药品质量的监督和管理，参与制定、实施药品全面质量管理及对本单位违反规定的处理。（　　　）

4. 市、县食品药品监督管理机构作为同级政府的工作机构，保证其相对独立地依法履行职责，保证其对消费环节食品安全和药品研究、生产、流通、使用全过程的有效监管。（　　　）

5. 静脉用药调配中心（室）洁净区应当设有温度、湿度、气压等监测设备和通风换气设施，保持静脉用药调配室温度 16~24℃，相对湿度 30%~55%。（　　　）

6. 在麻醉药品品种目录中，共列出麻醉药品 123 种，其中我国生产及使用的品种 32 种；在精神药品目录中，共列出精神药品 132 种，其中第一类精神药品 53 种，我国生产及使用的有 17 种。（　　　）

7. 行政处罚是指行政机关或其他行政主体依照法定权限和程序对违反行政法规范尚未构成犯罪的相对方给予行政制裁的具体行政行为。（　　　）

8. 药品广告须经企业所在地市级药品监督管理部门批准，并发给药品广告批准文号后方可发布。（　　　）

9. 药物临床研究包括临床试验和生物等效性试验。临床试验分为Ⅰ、Ⅱ、Ⅲ、Ⅳ期。（　　　）

10. 全国性批发企业应当具备经营 80% 以上品种规格的麻醉药品和第一类精神药品的能力，并保证储备 4 个月销售量的麻醉药品和第一类精神药品。（　　　）

11. 提供互联网药品信息服务的网站不得发布麻醉药品、精神药品、医疗用毒性药品、放射性药品、戒毒药品和医疗机构制剂的产品信息。（　　　）

12. 药品标签中的有效期按照年、月、日的顺序标注，年份用四位数字表示，月、日用两位数表示。（　　　）

13. 在库养护的药品必须实行色标管理，待验药品挂黄色标志，合格品挂红色标志，不合格品挂绿色标志。（　　　）

14. 知识产权包括著作权、专利权、商标权、发明权、发现权、商业秘密、商号、地理标记等科学技术成果权。（　　　）

15. 发明专利权的期限为 20 年，自核准之日起计算。（　　　）

五、问答题(共8题,每题5分)

1. 简述药品监督管理的作用。

2. 简述药学职业道德的具体原则。

3. 什么是假药? 哪些情形的药品按假药论处?

4. 简述药物临床前研究的内容。

5. 药学信息源有哪些?

6. 简述 GMP 与 ISO9000 的异同点。

7. 简述对中药一级保护品种的保护措施。

8. 何为药品不良反应、何为药品严重不良反应?

（冯变玲　杨世民）

课程测试题三答案

一、A 型选择题（最佳选择题）备选答案中只有一个最佳答案。（共20题，每题1分）

1. D　　2. B　　3. B　　4. C　　5. D　　6. C　　7. A　　8. D　　9. A　　10. B

11. B　　12. C　　13. C　　14. D　　15. B　　16. C　　17. C　　18. B　　19. D　　20. A

二、B 型选择题（配伍选择题）备选答案在前，试题在后。每组 2~4 题，每组题均对应同一组备选答案，每个备选答案可以重复选用，也可以不选用。（共 30 题，每题0.5 分）

1. E　　2. C　　3. E　　4. A　　5. D　　6. D　　7. E　　8. B　　9. B　　10. B

11. E　　12. E　　13. B　　14. D　　15. A　　16. C　　17. A　　18. B　　19. D　　20. D

21. B　　22. D　　23. E　　24. C　　25. B　　26. C　　27. D　　28. D　　29. E　　30. A

三、X 型选择题（多项选择题）每题的备选答案中有 2 个或 2 个以上的正确答案。少选或多选均不得分。（共 10 题，每题1分）

1. ABDE　　2. ABCDE　　3. BCD　　4. ACDE　　5. ABE　　6. AC

7. ABDE　　8. ABCDE　　9. ABE　　10. ABCE

四、判断题　正确的划（√），错误的划（×），并将错误之处改正。（共 15 题，每题1 分）

1. （√）

2. （×）应为：《国家基本药物目录　基层医疗卫生机构配备使用部分》（2009 年版）收载药品 307 个，其中化学药品 205 个，中成药 102 个。

3. （√）

4. （√）

5. （×）应为：静脉用药调配中心（室）洁净区应当设有温度、湿度、气压等监测设备和通风换气设施，保持静脉用药调配室温度 18~26℃，相对湿度 40%~65%。

6. （×）应为：在麻醉药品品种目录中，共列出麻醉药品 123 种，其中我国生产及使用的品种 25 种；在精神药品目录中，共列出精神药品 132 种，其中第一类精神药品 53 种，我国生产及使用的有 7 种。

7. （√）

8. （×）应为：药品广告须经省、自治区、直辖市人民政府药品监督管理部门批准，并发给药品广告批准文号后方可发布。

9. （√）

10. （×）应为：全国性批发企业应当具备经营 90% 以上品种规格的麻醉药品和第一类精神药品的能力，并保证储备 4 个月销售量的麻醉药品和第一类精神药品。

11. （√）

12. （√）

13. （×）应为：在库养护的药品必须实行色标管理，待验药品挂黄色标志，合格品挂

127

绿色标志,不合格品挂红色标志。

14. (√)

15. (×)应为:发明专利权的期限为 20 年,自申请之日起计算。

五、问答题(共 8 题,每题 5 分)

1. 药品监督管理的作用体现在以下几方面:①保证药品质量:药品质量好坏消费者难以辨别。必须加强对药品的监督管理,严惩制售假、劣药和无证生产、销售药品,以及其他违反《药品管理法》的违法犯罪活动,才能保证药品质量,保证人们用药安全有效。②促进新药研究开发:新药的质量和数量,对防治疾病和发展医药经济均有重大影响。但若失之管理,导致毒性大的药品、无效药品上市,则既会危害人们健康和生命,亦会导致企业破产,直接责任人受法律制裁。③提高制药工业的竞争力:药品生产过程除技术因素、环境因素等以外,社会因素也很重要。只有加强药品监督管理,才能坚持质量第一,确保产品质量,提高制药企业的竞争力。④规范药品市场,保证药品供应:药品市场较复杂,药品流通过程影响药品质量、药学服务质量的因素多而且较难控制。只有加强药品监督管理,规范药品市场,反对不正当竞争,打击扰乱药品市场秩序的违法犯罪活动,才能保证及时地给人们供应合格药品。⑤为合理用药提供保证:合理用药不仅要求医生科学、合理、正确地开具处方,而且大量涉及药品质量和药师服务质量。

2. ①质量第一的原则:药品质量的真伪优劣,直接关系到人们的身心健康和生命。因此,必须处理好质量和数量、质量和经济利益、质量和品种、质量和速度的关系,保证药品质量,坚决不生产、经营、使用假劣药。②不伤害原则:此原则在于培养药师对患者高度负责和保护患者健康和生命的理念。③公正原则:公正原则应体现为人际交往公正和资源分配公正。④尊重原则:药患双方交往时应真诚尊重对方的人格。药师尊重患者及其家属平等的人格权与尊严,对患者一视同仁、平等相待,维护患者用药的合法权益。

3. 假药是指药品所含成分与国家药品标准规定的成分不符的;或者以非药品冒充药品或者以他种药品冒充此种药品的。

有下列情形之一的药品,按假药论处:①国务院药品监督管理部门规定禁止使用的;②依照本法必须批准而未经批准生产、进口,或者依照本法必须检验而未经检验即销售的;③变质的;④被污染的;⑤使用依照本法必须取得批准文号而未取得批准文号的原料药生产的;⑥所标明的适应证或者功能主治超出规定范围的。

4. 根据药品注册申报资料要求,临床前研究可概括为 3 方面:①文献研究:包括药品名称和命名依据,立题目的与依据。②药学研究:原料药工艺研究,制剂处方及工艺研究,确证化学结构或组分的试验,药品质量试验,药品标准起草及说明,样品检验,辅料,稳定性试验、包装材料和容器有关试验等。③药理毒理研究:一般药理试验,主要药效学试验,急性毒性试验,长期毒性试验,过敏性、溶血性和局部刺激性试验,致突变试验,生殖毒性试验,致癌毒性试验,依赖性试验,动物药代动力学试验等。

5. 信息源即获取信息的来源,药学信息的来源很多,主要有国家制定的药事法规,药学参考书和期刊文献,专门的药学信息机构发布的各种数据库以及医院编制的处方集等。①有关药事法规:它们组成了一类重要的药品信息,如药品的批准文号、药品说明书、药品标准等。这些信息是每一个药学人员需要了解和掌握的。②参考书:药学参考书的种类很多,包括药学各学科的教科书、专著、手册等。③期刊:期刊是药学信息的主要来源,其信息发布的速度较快。一些期刊是综合性的,一些则是比较专业的。④咨询药物信息机构:政府机构、药物研究机构、大学或医院的药物信息中心和专门从事药学信息开发和服务的机构,它们也是重要的药学信息源,可以提供各种具有针对性的药品信息。⑤数字化的药学信息:可以将大量的信息进行处理、存储在光盘中,数字化的药学信息如 Medline,将全球的权威生物、医学、药学等学科的期刊进行数字化处理,形成一个巨大的数据库,有效地促进了药品信息的交流和利用。⑥药品研发、生产、经营企业提供的药学信息。⑦药学实践提供的药学信息。⑧互联网上的药学信息。

6. ISO9000 标准和 GMP 都具有广泛的国际认同性,两者既有共性又有区别。

ISO9000 标准与 GMP 的相同点为:①目的一致:GMP 与 ISO9000 标准的最终目的都是保证产品质量,确保产品质量达到一定的要求。②方式一致:都是通过对影响产品质量的因素实施控制来达到确保产品质量的目的。③特点相同:都强调从事后把关变为预防为主;强调质量及质量管理应持续改进,不断修订和完善相应的质量标准和要求。实施工序控制,变管结果为管因素。④理论基础一致:都认为产品质量形成于产品的全过程,所以都要求质量体系贯穿于产品质量形成的全过程,且两者均与全面质量管理密切相关。⑤检查方相同:都强调由有资格的第三方对质量体系进行认证,并接受认证机构的监督检查。

ISO9000 标准与 GMP 的不同点为:①性质不同:绝大多数国家或地区的 GMP 都具有法律效应,强制企业实行;而 ISO9000 标准则是推荐性的技术标准,不具有强制企业实行的效力。②适用范围不同:ISO9000 标准适用于各类产品和各行各业,而 GMP 则只适用于药品生产企业,是专门为药品生产企业制定的。

7. 对中药一级保护品种的保护措施有:

(1)该品种的处方组成、工艺制法在保护期内由获得《中药保护品种证书》的生产企业和有关的药品监督管理部门、单位和个人负责保密,不得公开。负有保密责任的有关部门、企业和单位应按照国家有关规定,建立必要的保密制度。

(2)向国外转让中药一级保护品种的处方组成、工艺制法,应当按照国家有关保密的规定办理。

(3)因特殊情况需要延长保护期的,由生产企业在该品种保护期满前 6 个月,依照中药品种保护的申请办理程序申报。由国家药品监督管理部门确定延长的保护期限,不得超过第一次批准的保护期限。

8. 药品不良反应系指合格药品在正常用法、用量下出现的与用药目的无关的或意外的有害反应。ADR 主要包括副作用、毒性作用(反应)、后遗效应、变态反应、继发反应、特异质反应、药物依赖性、致癌、致出生缺陷、致畸。

严重药品不良反应系指因使用药品引起以下损害情形之一的反应:①引起死亡;②致癌、致畸、致出生缺陷;③对生命有危险并能够导致人体永久的或显著的伤残;④对器官功能产生永久损伤;⑤导致住院或住院时间延长。

国家执业药师资格考试
《药事管理与法规》模拟题

一、最佳选择题（共40题,每题1分。每题的备选项中,只有1个最佳答案）

1. 国家基本药物制度对基本药物实施有效管理的环节包括（　　）
    A. 研制、遴选、生产、流通、定价、监测评价
    B. 研制、生产、流通、使用、定价、报销
    C. 研制、遴选、生产、流通、使用、报销
    D. 研制、生产、流通、使用、定价、报销、监测评价
    E. 遴选、生产、流通、使用、定价、报销、监测评价

2. 根据《非处方药专有标识管理规定（暂行）》,可以单色印刷非处方药专有标识的是（　　）
    A. 标签和内包装　　　　　　　　B. 使用说明书和大包装
    C. 标签和使用说明书　　　　　　D. 内包装和大包装
    E. 标签和大包装

3. 国家药品编码本位码共14位数字,由（　　）
    A. 药品国别码、药品类别码、药品本体码和校验码依次连接而成
    B. 药品国别码、药品监管码、药品本体码和药品分类码依次连接而成
    C. 药品类别码、药品监督码、药品本体码和校验码依次连接而成
    D. 药品类别码、药品本体码、药品国别码和校验码依次连接而成
    E. 药品类别码、药品本体码、校验码和药品国别码依次连接而成

4. 根据《疫苗流通和预防接种管理条例》,不属于第一类疫苗的是（　　）
    A. 县级以上人民政府组织的应急接种疫苗
    B. 卫生主管部门组织的群体性预防接种所使用的疫苗
    C. 公民自费并且自愿受种的疫苗
    D. 政府免费向公民提供的疫苗
    E. 公民应依照政府的规定受种的疫苗

5. 符合申请中药二级保护品种的条件是（　　）
    A. 对特定疾病有特殊疗效的　　　B. 对特定疾病有显著疗效的
    C. 用于预防特殊疾病的　　　　　D. 用于治疗特殊疾病的
    E. 已申请专利的中药品种

6. 国家三级野生药材物种是指（　　）
    A. 分布区域缩小的重要野生药材物种
    B. 资源处于衰竭状态的重要野生药材物种

C. 资源严重减少的主要常用野生药材物种

D. 濒临灭绝的稀有珍贵野生药材物种

E. 濒临灭绝的重要野生药材物种

7. 《中华人民共和国药品管理法》规定,生产药品所需的原、辅料必须符合(　　)

A. 药理标准　　　　　　　　　　　　B. 化学标准

C. 生产要求　　　　　　　　　　　　D. 药用要求

E. 卫生要求

8. 根据《药品管理法》,下列按假药论处的情形是(　　)

A. 超过有效期的

B. 变质的

C. 擅自添加着色剂、防腐剂及辅料的

D. 不注明或者更改生产批号的

E. 未标明有效期或者更改有效期的

9. 根据《中华人民共和国药品管理法》,药品监督管理部门批准开办药品经营企业除应具备规定的开办条件外,还应遵循的原则是(　　)

A. 市场调节、方便群众购药　　　　　B. 合理布局、保证质量

C. 合理布局、方便群众购药　　　　　D. 品种齐全、诚实信用

E. 公平合理、救死扶伤

10. 根据《中华人民共和国药品管理法》,药品购销记录必须注明药品的(　　)

A. 通用名称　　　　　　　　　　　　B. 批准文号

C. 生产日期　　　　　　　　　　　　D. 商品名称

E. 贮存条件

11. 根据《医疗用毒性药品管理办法》,下列叙述错误的是(　　)

A. 医疗单位供应和调配毒性药品,凭医生签名的正式处方

B. 每次处方剂量不得超过3日极量

C. 对处方未注明"生用"的毒性中药,应当付炮制品

D. 调配处方时,必须认真负责计量准确

E. 处方一次有效,取药后处方保存2年备查

12. 根据《麻醉药品和精神药品管理条例》,抢救患者急需第一类精神药品而本医疗机构无法提供时,可以(　　)

A. 从其他医疗机构紧急借用

B. 从定点生产企业紧急借用

C. 请求药品监督管理部门紧急调用

D. 请求卫生行政部门紧急调用

E. 从定点药品批发企业紧急调用

13. 《处方管理办法》适用于(　　)

A. 与处方开具、调剂、制剂相关的医疗机构及其人员

B. 与处方开具、调剂、保管相关的医疗机构及其人员

C. 与处方开具、调剂、核对、检验相关的医疗机构及其人员

D. 与处方开具、调剂、制剂、监督管理相关的医疗机构及其人员

E. 与处方开具、调剂、临床监测、检验相关的医疗机构及其人员

14. 根据《药品不良反应报告和监测管理办法》，药品不良反应实行(　　)

　　A. 分类管理制度　　　　　　　　　　B. 评价、分析制度

　　C. 登记制度　　　　　　　　　　　　D. 逐级、定期报告制度

　　E. 核查制度

15. 提供互联网药品信息服务的网站，应当在其网站主页显著位置标注(　　)

　　A.《药品经营许可证》证书编号

　　B.《互联网药品交易服务机构资格证书》号码

　　C.《互联网药品信息服务资格证书》的证书编号

　　D.《药品广告批准文号》编号

　　E.《药品经营许可证》和《药品广告批准文号》的编号

16. 根据《药品生产质量管理规范》(2010 年修订)，必须采用专用和独立厂房与设施生产的药品种类是(　　)

　　A. 含生物碱类药品　　　　　　　　　B. 非甾体类药品

　　C. 青霉素类抗生素　　　　　　　　　D. 氨基糖苷类抗生素

　　E. 喹诺酮类抗生素

17. 根据《中华人民共和国药品管理法》，医疗机构配制的制剂应当是(　　)

　　A. 本单位科研需要的品种　　　　　　B. 本单位临床需要的品种

　　C. 市场供不应求的品种　　　　　　　D. 市场上没有供应的品种

　　E. 本单位临床需要而市场上没有供应的品种

18. 根据《药品管理法》，对已经批准生产的药品发现疗效不确切、不良反应大，应当(　　)

　　A. 按劣药处理　　　　　　　　　　　B. 撤销批准文号

　　C. 进行再评价　　　　　　　　　　　D. 按假药处理

　　E. 进行市场调查

19. 根据《药品经营质量管理规范》，对药品批发企业出库管理的叙述错误的是(　　)

　　A. 药品出库应遵循"先产先出"、"近期先出"和按批号发货的原则

　　B. 药品出库应进行复核和质量检查

　　C. 一类精神药品和二类精神药品应建立双人核对制度

　　D. 药品出库应做好药品质量跟踪记录，以保证能快速、准确地进行质量跟踪

　　E. 质量跟踪记录应保存至超过药品有效期一年，但不得少于三年

20. 根据《麻醉药品和精神药品管理条例》，医院从药品批发企业购进第一类精神药品时(　　)

　　A. 应由医院自行到药品批发企业提货

　　B. 应由药品批发企业将药品送至医院

　　C. 应由公安部门协助药品批发企业将药品送至医院

　　D. 应由公安部门协助医院到药品批发企业提货

　　E. 应由公安部门监督药品批发企业将药品送至医院

21.《处方药与非处方药分类管理办法(试行)》规定，将非处方药分为甲、乙两类的依据是(　　)

A. 药品的适用性　　　　　　　　B. 药品的稳定性

C. 药品的可靠性　　　　　　　　D. 药品的安全性

E. 药品的有效性

22. 国家对易制毒化学品的生产、经营、购买、运输和进口、出口实行（　　）

　　A. 分类管理　　　　　　　　　B. 许可制度

　　C. 管制　　　　　　　　　　　D. 分类管理和管制

　　E. 分类管理和许可制度

23. 根据《药品不良反应报告和监测管理办法》,药品不良反应是指（　　）

　　A. 合格药品在正常用法下导致的致畸反应

　　B. 正常用法用量下出现的能预测的有害反应

　　C. 不合理用药可能造成的有害反应

　　D. 长期用药对器官功能产生永久损伤的有害反应

　　E. 合格药品在正常用法用量下出现的与用药目的无关的或意外的有害反应

24. 根据《药品召回管理办法》,药品召回的主体是（　　）

　　A. 药品监督管理部门　　　　　　B. 药品研究机构

　　C. 药品生产企业　　　　　　　　D. 药品经营企业

　　E. 药品使用单位

25. 执业药师是指经全国统一考试合格,取得《执业药师资格证书》（　　）

　　A. 并在药品生产、经营单位中执业的药学技术人员

　　B. 并在药品经营、使用单位中执业的药学技术人员

　　C. 在药品生产、经营、使用单位中执业的药学技术人员

　　D. 并经注册登记,在药品生产、经营、使用单位中执业的药学技术人员

　　E. 并经注册登记,在药品生产、经营、使用、检验单位中执业的药学技术人员

26. 根据《药品经营质量管理规范实施细则》,下列叙述错误的是（　　）

　　A. 跨地域连锁经营的零售连锁企业质量管理工作负责人,应是执业药师

　　B. 药品零售连锁企业应设置单独的、便于配货活动展开的配货场所

　　C. 药品零售连锁门店根据销售情况独立购进常用药品

　　D. 药品零售企业对陈列的药品按月进行检查

　　E. 药品零售企业的中药饮片应符合炮制规范,并做到计量准确

27. 根据《药品流通监督管理办法》,下列叙述错误的是（　　）

　　A. 药品生产、经营企业对其药品购销行为负责

　　B. 药品生产、经营企业可派出销售人员以本企业名义从事药品购销活动

　　C. 药品生产、经营企业应对销售人员从事的药品购销行为承担法律责任

　　D. 药品生产、经营企业应对销售人员的销售行为作出具体规定

　　E. 药品生产、经营企业应加强对药品销售人员的管理

28. 二级以上医院药学部门负责人的任职条件是（　　）

　　A. 具有高等学校药学专业或者临床药学专业本科以上学历,并具有本专业中级
技术职务任职资格

　　B. 具有高等学校药学专业或者临床药学专业本科以上学历,并具有本专业高级
技术职务任职资格

    C. 具有药学专业或者临床药学专业专科以上学历,并具有本专业中级技术职务任职资格

    D. 具有药学专业或者临床药学专业专科以上学历,并具有本专业高级技术职务任职资格

    E. 具有药学专业或相关专业本科以上学历,并具有本专业高级技术职务任职资格

29. 根据《医疗机构制剂配制监督管理办法(试行)》,属于《医疗机构制剂许可证》许可事项变更的项目是(　　)

    A. 制剂室负责人变更　　　　　　B. 医疗机构名称变更

    C. 法定代表人变更　　　　　　　D. 注册地址变更

    E. 医疗机构类别变更

30. 根据《化学药品和治疗用生物制品说明书规范细则》,说明书【药品名称】项中所列顺序正确的是(　　)

    A. 通用名称、汉语拼音、商品名称、英文名称

    B. 通用名称、商品名称、英文名称、汉语拼音

    C. 通用名称、商品名称、汉语拼音、英文名称

    D. 通用名称、英文名称、商品名称、汉语拼音

    E. 商品名称、通用名称、英文名称、汉语拼音

31. 消费者在购买、使用商品和接受服务时享有(　　)

    A. 人身、财产安全不受损害的权利　　B. 财产安全的权利

    C. 人体健康的权利　　　　　　　　　D. 卫生安全的权利

    E. 卫生安全和财产安全的权利

32. 经营处方药和甲类非处方药的药品零售企业,执业药师或者其他依法经资格认定的药学技术人员不在岗时,应当(　　)

    A. 停止销售处方药

    B. 停止销售甲类非处方药

    C. 挂牌告知,并停止销售处方药

    D. 挂牌告知,并停止销售甲类非处方药

    E. 挂牌告知,并停止销售甲类非处方药和处方药

33. 根据《中华人民共和国广告法》,下列叙述错误的是(　　)

    A. 药品广告不得说明治愈率或有效率

    B. 药品广告应按批准的说明书说明适应证

    C. 第二类精神药品不得做广告

    D. 药品广告可以利用医生的名义作证明

    E. 药品广告不得以患者的名义作疗效证明

34. 根据《药品说明书和标签管理规定》,下列药品有效期格式标注错误的是(　　)

    A. 有效期至×××年××月

    B. 有效期至×××年××月××日

    C. 有效期至××××. ××.

    D. 有效期至××××/××/××

E. 有效期至××/××/××××

35. 根据《中华人民共和国价格法》,经营者定价应当遵循的原则是( )
   A. 公平、合法和符合价值规律
   B. 公平、合法和诚实信用
   C. 公平、符合价值规律和诚实信用
   D. 合法、符合价值规律和诚实信用
   E. 公平、合法、符合价值规律和诚实信用

36. 《中华人民共和国刑法》规定,生产、销售劣药,对人体健康造成严重危害的( )
   A. 处 2 年以上有期徒刑或拘役,并处或者单处罚金
   B. 处 3 年以下有期徒刑或拘役,并处或者单处罚金
   C. 处 2 年以上 7 年以下有期徒刑,并处罚金
   D. 处 3 年以上 10 年以下有期徒刑,并处罚金
   E. 处 10 年以下有期徒刑,并处罚金

37. 医疗机构制剂批准文号的格式为( )
   A. X 药制字 H(Z) +2 位年号 +4 位流水号
   B. X 药制字 H(Z) +4 位年号 +6 位流水号
   C. X 药字 H(Z) +2 位年号 +4 位流水号
   D. X 药字 H(Z) +4 位年号 +4 位流水号
   E. X 药制字 H(Z) +4 位年号 +4 位流水号

38. 药品类易制毒化学品的品种是( )
   A. 麦角胺、麦角酸、麦角新碱、麻黄素
   B. 麦角胺、麦角酸、麦角新碱、海洛因
   C. 伪麻黄素、甲基麻黄素、去甲麻黄素、美沙酮
   D. 麻黄素、麻黄浸膏、消旋麻黄素、可卡因
   E. 麦角胺、麦角新碱、麻黄浸膏、哌替啶

39. 药学职业道德基本范畴的内容包括( )
   A. 良心、责任、职业理想   B. 良心、信誉、职业理想
   C. 责任、信誉、职业理想   D. 良心、责任、信誉、职业理想
   E. 良心、责任、信誉、奉公守法

40. 适合洁净级别 D 级的生产操作有( )
   A. 高污染风险产品灌装(或灌封)
   B. 无菌原料药的粉碎、过筛和混合
   C. 灌装前可除菌过滤的药液或产品的配制
   D. 非无菌原料药精制、干燥、粉碎等操作的暴露环境
   E. 体外免疫诊断试剂的阳性血清的分装

二、配伍选择题(共 80 题,每题 0.5 分。题目分为若干组,每组分别对应一组备选项,备选项可重复选用,也可不选用。每题只有 1 个最佳答案)

[41~44 题]
   A. 假药   B. 劣药   C. 按假药论处

D. 按劣药论处　　　　　　　E. 按"无证"经营处理

41. 所标明的适应证或者功能主治超出规定范围的（　　　）

42. 国务院药品监督管理部门规定禁止使用的（　　　）

43. 直接接触药品的包装材料和容器未经批准的（　　　）

44. 药品成分的含量不符合国家药品标准的（　　　）

[45~48 题]

A. SFDA 药品认证管理中心　　　　　B. SFDA 药品审评中心

C. SFDA 药品评价中心　　　　　　　D. SFDA 执业药师资格认证中心

E. 国家药典委员会

45. 负责药品上市后的再评价和不良反应监测的是（　　　）

46. 负责组织制定和修订国家药品标准的是（　　　）

47. 负责对药品注册的申请进行技术审评的是（　　　）

48. 负责对 GAP 认证企业实施现场检查的是（　　　）

[49~51 题]

A. GLP　　　　　　　B. GCP　　　　　　　C. GMP

D. GSP　　　　　　　E. GAP

49. 为申请药品注册而进行的非临床安全性评价研究必须遵守的规范，英文缩写是（　　　）

50. 《中药材生产质量管理规范》的英文缩写是（　　　）

51. 药品在购进、储存、销售等环节实行的质量管理规范，英文缩写是（　　　）

[52~55]

A. 哌唑嗪　　　　　　B. 布桂嗪　　　　　　C. 氯胺酮

D. 麦角酸　　　　　　E. 氨酚氢可酮片

52. 属于第一类精神药品的是（　　　）

53. 属于第二类精神药品的是（　　　）

54. 属于药品类易制毒化学品的是（　　　）

55. 属于麻醉药品的是（　　　）

[56~59 题]

A. 一次常用量　　　　B. 3 日常用量　　　　C. 5 日常用量

D. 7 日常用量　　　　E. 15 日常用量

《处方管理办法》规定：

56. 门诊对中度慢性疼痛患者开具的麻醉药品注射剂，每张处方不得超过（　　　）

57. 门诊对重度慢性疼痛患者开具的麻醉药品控缓释制剂，每张处方不得超过（　　　）

58. 门诊对重度慢性疼痛患者开具的第一类精神药品注射剂，每张处方不得超过（　　　）

59. 门诊对患者开具的麻醉药品注射剂，每张处方为（　　　）

[60~62 题]

A. B 级背景下的 A 级　　　　　　　B. C 级背景下的局部 A 级

C. B 级　　　　　　　　　　　　　　D. C 级

E. D 级

60. 非最终灭菌产品的过滤（　　　）

61. 原料血浆的合并、组分分离及分装前的巴氏消毒（　　）

62. 最终灭菌产品的高污染风险产品灌装（或灌封）（　　）

[63~66 题]

A.《进口药品注册证》　　　　　　　B.《医药产品注册证》

C.《进口药品通关单》　　　　　　　D.《医疗机构执业许可证》

E.《药品经营许可证》

根据《中华人民共和国药品管理法实施条例》：

63. 进口我国台湾地区生产的药品应取得（　　）

64. 医疗机构因临床急需进口少量药品，在提出申请时应当持（　　）

65. 进口美国生产的药品应取得（　　）

66. 进口单位向海关办理报关验放手续应取得（　　）

[67~70 题]

A. 处 2 年以下有期徒刑或者拘役，并处或单处罚金

B. 处 2 年以上 7 年以下有期徒刑，并处罚金

C. 处 3 年以下有期徒刑或者拘役，并处或单处罚金

D. 处 3 年以上 10 年以下有期徒刑，并处罚金

E. 处 10 年以上有期徒刑、无期徒刑或者死刑，并处罚金或没收财产

67. 生产、销售劣药，对人体健康造成严重危害的（　　）

68. 生产、销售假药，足以严重危害人体健康的（　　）

69. 生产者、销售者在产品中掺杂、掺假，以次充好，销售金额在 5 万元以上 20 万元以下的（　　）

70. 生产、销售假药，致人死亡或对人体健康造成特别严重危害的（　　）

[71~74 题]

A. 白色　　　　　　　　B. 淡绿色　　　　　　　C. 淡黄色

D. 淡蓝色　　　　　　　E. 淡红色

71. 麻醉药品处方印刷用纸的颜色为（　　）

72. 急诊处方印刷用纸的颜色为（　　）

73. 儿科处方印刷用纸的颜色为（　　）

74. 第二类精神药品处方印刷用纸的颜色为（　　）

[75~78 题]

A. 一次常用量　　　　　B. 3 日用量　　　　　　C. 5 日用量

D. 7 日用量　　　　　　E. 10 日用量

75. 除注射剂、控缓释制剂外的其他剂型的麻醉药品处方不得超过（　　）

76. 第一类精神药品控缓释制剂的每张处方不得超过（　　）

77. 第二类精神药品每张处方一般不得超过（　　）

78. 盐酸哌替啶处方为（　　）

[79~81 题]

A. 双氢吗啡　　　　　　　　　　　B. 乙基吗啡

C. 异戊巴比妥　　　　　　　　　　D. 甲基巴比妥

E. 司可巴比妥

79. 我国生产及使用的麻醉药品为( )

80. 我国生产及使用的第一类精神药品为( )

81. 我国生产及使用的第二类精神药品为( )

[82~84 题]

A. 羚羊角　　　　　　　　B. 麝香　　　　　　　　C. 黄芩

D. 天麻　　　　　　　　　E. 党参

82. 国家禁止采猎的野生药材物种是( )

83. 资源严重减少的野生药材物种是( )

84. 分布区域减少,资源处于衰竭状态的野生药材物种是( )

[85~87 题]

A. 长期储存的怕压商品　　　　　B. 一类精神药品

C. 医疗用毒性药品　　　　　　　D. 处方药与非处方药

E. 有效期药品

85. 应分类相对集中堆放的是( )

86. 应分开存放的药品是( )

87. 应定期翻码整垛的药品是( )

[88~90 题]

A. 药学专业技术职称　　　　　　B. 药师以上专业技术职称

C. 药学或相关专业学历　　　　　D. 执业药师

E. 执业药师或有药师以上专业技术职称

88. 跨地域连锁经营的零售连锁企业质量管理工作负责人应为( )

89. 药品批发和零售连锁企业从事质量管理和检验的人员应具有( )

90. 药品零售企业处方审核人员应是( )

[91~93 题]

A. 基本医疗保险"甲类目录"　　　B. 基本医疗保险"乙类目录"

C. 基本医疗保险《药品目录》　　　D. 外配处方

E. 处方外配

91. 由国家统一制定,各地不得调整的是( )

92. 先由参保人员自付一定比例,再按基本医疗保险规定支付费用的是( )

93. 药品目录由国家制定,各省可适当调整药品总数 15% 的是( )

[94~97 题]

A. 国药准字 H + 4 位年号 + 4 位顺序号

B. 国药准字 Z + 4 位年号 + 4 位顺序号

C. 国药证字 H + 4 位年号 + 4 位顺序号

D. 国药证字 Z + 4 位年号 + 4 位顺序号

E. H + 4 位年号 + 4 位顺序号

94. 进口化学药品注册证证号的格式为( )

95. 新药(中药)证书号的格式为( )

96. 新药(化学药品)证书号的格式为( )

97. 化学药品批准文号的格式为( )

[98~101 题]

  A. 新的药品不良反应   B. 可疑不良反应

  C. 药品严重不良反应   D. 所有不良反应

  E. 新的和严重的不良反应

98. 新药监测期内的药品,应报告该药品发生的(　　　)

99. 新药监测期已满的药品,应报告该药品引起的(　　　)

100. 进口药品自首次获准进口之日起 5 年内,报告该进口药品发生的(　　　)

101. 进口药品获准进口满 5 年的,报告该进口药品发生的(　　　)

[102~104 题]

  A. 临床必需、安全有效、价格合理、使用方便、市场能保证供应

  B. 应用安全、疗效确切、质量稳定、应用方便

  C. 防治必需、安全有效、价格合理、使用方便、中西药并重、基本保障、临床首选
   和基层能够配备

  D. 积极稳妥、分步实施、注重实效、不断完善

  E. 安全有效、慎重从严、结合国情、中西并重

102. 非处方药的遴选原则是(　　　)

103. 城镇职工基本医疗保险药品的遴选原则是(　　　)

104. 国家基本药物的遴选原则是(　　　)

[105~107 题]

  A. 商务管理部门   B. 药品监督管理部门

  C. 工业和信息化管理部门   D. 工商行政管理部门

  E. 发展与改革宏观调控部门

105. 负责药品流通行业管理的是(　　　)

106. 负责药品价格监督管理工作的是(　　　)

107. 负责药品储备工作的是(　　　)

[108~111 题]

  A. 分柜摆放销售方式   B. 有奖销售方式

  C. 开架自选销售方式   D. 附赠药品销售方式

  E. 凭执业医师处方销售方式

108. 药品零售药店对处方药和非处方药应采用(　　　)

109. 药品零售药店对甲类非处方药可采用(　　　)

110. 药品零售药店对乙类非处方药可采用(　　　)

111. 药品零售药店对处方药应采用(　　　)

[112~114 题]

  A. Ⅰ期临床试验   B. Ⅱ期临床试验

  C. Ⅲ期临床试验   D. Ⅳ期临床试验

  E. 生物等效性试验

112. 观察人体对于新药的耐受程度和药代动力学,为制定给药方案提供依据的
是(　　　)

113. 初步评价药物对目标适应证患者的治疗作用和安全性的是(　　　)

114. 考察在广泛应用条件下的药物的疗效和不良反应,评价在普通或者特殊人群中使用的利益与风险关系的是(　　)

[115~116 题]

  A. 一级召回   B. 二级召回

  C. 三级召回   D. 四级召回

  E. 五级召回

《药品召回管理办法》规定:

115. 对可能引起暂时的或者可逆的健康危害的药品召回为(　　)

116. 对不会引起健康危害,但由于其他原因需要召回的药品为(　　)

[117~118 题]

  A. 信息产业主管部门   B. 药品监督管理部门

  C. 卫生行政部门   D. 工商行政管理部门

  E. 电信管理机构

根据《互联网药品信息服务管理办法》:

117. 提供互联网药品信息服务的网站发布药品广告的审查批准部门是(　　)

118. 《互联网药品信息服务资格证书》的审查批准部门是(　　)

[119~120 题]

  A. 氯雷他定片(OTC)   B. 艾司唑仑片

  C. 阿奇霉素分散片   D. 曲马多片

  E. 复方樟脑酊

根据《药品广告审查发布标准》:

119. 可以在大众传播媒介发布广告的药品是(　　)

120. 必须在广告中注明"本广告仅供医学药学专业人士阅读"的药品是(　　)

三、多项选择题(共20题,每题1分,每题的备选项中,有2个或2个以上的正确答案。错选或少选均不得分)

121. 《最高人民法院、最高人民检察院关于办理生产、销售假、劣药刑事案件具体应用法律若干问题的解释》规定,生产、销售的假药被使用后"对人体健康造成特别严重危害"是指(　　)

  A. 造成重度残疾

  B. 三人以上重伤

  C. 三人以上中度残疾或者器官组织损伤导致严重功能障碍

  D. 五人以上轻度残疾或者器官组织损伤导致一般功能障碍

  E. 十人以上轻度残疾或者器官组织损伤导致严重功能障碍

122. 根据《执业药师资格制度暂行规定》,执业药师的职责包括(　　)

  A. 负责处方的审核及监督调配

  B. 负责提供用药咨询与信息

  C. 负责指导合理用药

  D. 负责上岗人员的药学知识培训

  E. 在执业范围内负责对药品质量的监督和管理

123. 根据《中华人民共和国药品管理法》,应按假药论处的药品包括(　　)
    A. 国务院药品监督管理部门规定禁止使用的药品
    B. 未经批准生产、进口的药品
    C. 微生物限度超标的药品
    D. 所标明的适应证或者功能主治超出规定范围的药品
    E. 夸大宣传疗效的药品

124. 根据《中华人民共和国药品管理法实施条例》,药品生产企业使用的直接接触药品的包装材料,必须(　　)
    A. 符合药用要求
    B. 符合保障人体健康和安全的标准
    C. 经国务院药品监督管理部门批准注册
    D. 经市级人民政府药品监督管理部门批准注册
    E. 经省级人民政府药品监督管理部门批准注册

125. 根据《药品召回管理办法》,对于存在安全隐患的药品,正确的做法是(　　)
    A. 药品生产企业决定召回后,应在规定时间内通知药品经营企业、使用单位停止销售和使用该药品
    B. 药品经营企业应当协助药品生产企业履行召回该药品的义务
    C. 药品使用单位应向卫生行政部门报告,等待停止使用该药品的通知
    D. 药品监督管理部门应采用有效途径向社会公布该药品信息和召回情况
    E. 药品监督管理部门对该药品安全隐患开展调查时,该药品生产企业应当予以协助

126. 根据《关于禁止商业贿赂行为的暂行规定》,应以行贿或者受贿论处的行为有(　　)
    A. 经营者销售商品,以明示方式给予对方折扣,且如实入账
    B. 经营者销售商品,以明示方式给予对方现金,且未如实入账
    C. 经营者购买商品时,接受对方以明示方式给予的实物,且未如实入账
    D. 经营者购买商品时,接受对方以明示方式给予的折扣,且如实入账
    E. 经营者销售商品,在账外暗中以实物方式退给对方单位一定比例的商品价款

127. 药学工作人员面对服务对象时,应当遵守的职业道德规范包括(　　)
    A. 仁爱救人,文明服务
    B. 济世为怀,清廉正派
    C. 严谨治学,理明术精
    D. 谦让谨慎,独立创新
    E. 探索创新,团结协作

128. 医院药事管理委员会组成人员为(　　)
    A. 药学专家　　　　　　　　　B. 临床医学专家
    C. 医院感染管理专家　　　　　D. 医疗行政管理专家
    E. 人事、财务主管

129. 《行政处罚法》规定的行政处罚的种类有(　　)

  A. 警告,罚款

  B. 没收违法所得、没收非法财物

  C. 责令停产停业,暂扣或者吊销许可证、执照

  D. 行政拘留

  E. 法律、法规规定的其他行政处罚

130. 公民、法人或者其他组织可以依照《行政复议法》申请行政复议的情形有(　　)

  A. 认为行政机关侵犯合法的经营自主权的

  B. 认为行政机关违法集资、征收财物、摊派费用的

  C. 对行政机关撤销许可证、资格证的决定不服的

  D. 对行政机关人员的奖惩决定不服的

  E. 认为行政机关的具体行政行为侵犯其合法权益的

131. 《行政诉讼法》规定行政诉讼的受案范围为(　　)

  A. 对拘留、罚款、吊销许可证和执照、责令停产停业、没收财物等行政处罚不服的

  B. 认为符合法定条件申请行政机关颁发许可证和执照,行政机关拒绝颁发或者不予答复的

  C. 认为行政机关违法要求履行义务的

  D. 认为行政机关侵犯法律规定的经营自主权的

  E. 法律、法规规定由行政机关最终裁决的具体行政行为

132. 中国执业药师职业道德准则包括(　　)

  A. 救死扶伤,不辱使命

  B. 尊重患者,平等相待

  C. 依法执业,质量第一

  D. 进德修业,珍视声誉

  E. 尊重同仁,密切协作

133. 药品经营企业的经营范围包括(　　)

  A. 麻醉药品、精神药品、医疗用毒性药品

  B. 生物制品、生化药品

  C. 中药材、中药饮片、中成药

  D. 化学原料药及其制剂

  E. 抗生素原料药及其制剂

134. 《医疗机构制剂注册管理办法》规定,不得作为医疗机构制剂申报的有(　　)

  A. 中药注射剂

  B. 生物制品

  C. 市场上已有供应的品种

  D. 中药、化学药组成的复方制剂

  E. 麻醉药品、精神药品、医疗用毒性药品、放射性药品

135. 下列关于麻醉药品、精神药品的零售管理的论述,正确的是(　　)

  A. 麻醉药品和精神药品不得零售

  B. 除个人合法购买之外,禁止使用现金进行麻醉药品和精神药品交易

  C. 第二类精神药品零售企业凭执业医师处方,按规定剂量可以销售第二类精神药品

  D. 禁止超剂量或者无处方销售第二类精神药品

  E. 不得向未成年人销售第二类精神药品

136. 纳入《基本医疗保险药品目录》的药品,应是( )

  A. 现行版《中国药典》收载的药品

  B. 《中药饮片炮制规范》

  C. 符合国家药品监督管理部门颁发标准的药品

  D. 符合医院制剂规范的制剂

  E. 国家药品监督管理部门批准正式进口的药品

137. 质量受权人的主要职责有( )

  A. 参与企业质量体系建立及药品不良反应报告、产品召回等质量管理活动

  B. 确保每批已放行产品的生产、检验符合相关法规要求和质量标准

  C. 承担产品放行的职责

  D. 产品放行前出具产品放行审核记录

  E. 完成产品质量回顾分析

138. 根据《互联网药品交易服务审批暂行规定》,向个人消费者提供互联网药品交易服务的企业应当具备的条件包括( )

  A. 依法设立的药品连锁零售企业

  B. 经过国家食品药品监督管理局批准

  C. 具有与上网交易的品种相适应的药品配送系统

  D. 具有负责网上实时咨询的执业药师

  E. 对上网交易的药品品种有完整的管理制度与措施

139. 根据《处方管理办法》,下列叙述正确的有( )

  A. 药师应当对处方用药选用剂型与给药途径的合理性进行审核

  B. 药师对于不规范处方或者不能判定其合法性的处方,不得调剂

  C. 中成药和中药饮片可以分别开具处方,也可以开具一张处方

  D. 药师应当认真逐项检查处方前记、正文和后记书写是否清晰、完整,并确认处方的合法性

  E. 医疗机构购进同一通用名称药品的品种,口服剂型不得超过三种

140. 根据《药品不良反应报告和监测管理办法》,国家药品监督管理部门根据药品不良反应监测中心的分析评价结果,可以采取( )

  A. 责令修改药品说明书

  B. 暂停生产、销售和使用该药品

  C. 对不良反应大的药品应当撤销药品批准证明文件,并予以公布

  D. 对已被撤销批准证明文件且已经生产的药品,将其退回药品生产企业销毁处理

  E. 对已被撤销批准证明文件且已经生产的药品,将其退回药品经营企业销毁处理

注:建议学生在完成国家执业药师资格考试《药事管理与法规》模拟题的过程中,除

参考《药事管理学》教材外,亦可查阅以下资料:

1. 国家食品药品监督管理局制定 中华人民共和国人力资源和社会保障部审定. 国家执业药师资格考试考试大纲(2011 年版). 北京:中国医药科技出版社,2011.

2. 国家食品药品监督管理局执业药师资格认证中心组织编写. 杨世民主编. 药事管理与法规. 北京:中国医药科技出版社,2011.

参 考 答 案

一、最佳选择题

1. E   2. B   3. A   4. C   5. B   6. C   7. D   8. B   9. C   10. A

11. B   12. A   13. B   14. D   15. C   16. C   17. E   18. B   19. C   20. B

21. D   22. E   23. E   24. C   25. D   26. C   27. C   28. B   29. A   30. B

31. A   32. E   33. D   34. E   35. B   36. D   37. E   38. A   39. D   40. D

二、配伍选择题

41. C   42. A   43. D   44. B   45. C   46. E   47. B   48. A   49. A   50. E

51. D   52. C   53. E   54. D   55. B   56. B   57. E   58. B   59. A   60. D

61. E   62. B   63. B   64. D   65. A   66. C   67. D   68. C   69. A   70. E

71. E   72. C   73. B   74. A   75. B   76. D   77. D   78. A   79. B   80. E

81. C   82. A   83. C   84. B   85. E   86. D   87. A   88. D   89. B   90. E

91. A   92. B   93. B   94. E   95. D   96. C   97. A   98. D   99. E   100. D

101. E   102. B   103. A   104. C   105. A   106. E   107. C   108. A   109. C   110. C

111. E   112. A   113. B   114. D   115. B   116. C   117. B   118. B   119. A   120. C

三、多项选择题

121. ABCD   122. ABCE   123. ABD   124. ABC   125. ABDE   126. BCE

127. ABC   128. ABCD   129. ABCDE   130. ABCE   131. ABCD   132. ABCDE

133. ABCDE   134. ACDE   135. ABCDE   136. ACE   137. ABCD   138. ACDE

139. ABD   140. ABC

（杨世民）

参考答案

第三部分 案例讨论

案例讨论 1：辉瑞制药——携手创造健康人生

辉瑞公司创建于 1849 年，是世界领先的以研发为基础的生物医学和制药公司。公司最初生产碘制剂、硼酸和酒石酸，并运用大规模发酵技术生产柠檬酸。青霉素的发现和第二次世界大战时期对青霉素的大量需求使公司的发酵技术得以施展，1946 年公司的青霉素销售额达 4300 万美元，从此公司正式进入药品生产领域。战后的辉瑞公司进一步加强了药物的生产与研发，并于 1951 年成功研发广谱抗生素——土霉素。此后的四环素、吡罗昔康等药物的成功研发都给辉瑞公司带来了巨大的经济利益。1998 年，辉瑞公司研发的西地那非（万艾可）上市，并且获得空前的成功，据统计，在全世界每秒钟就有 4 粒"万艾可"被患者服用，辉瑞公司也因为万艾可在商业上的巨大成功，先后（2000 年、2003 年）吞并了华纳兰伯特公司和法玛西亚公司，成为美国最大的药品生产企业。2009 年，辉瑞公司以 680 亿美元成功收购惠氏公司。

每天，分布于 90 个国家的大约 80 000 名辉瑞员工致力于探索、研发、生产和推广各种领先的处方药，为全球患者带来高质、安全的处方产品。2008 年，辉瑞公司年销售额为 483 亿美元，并投资 75 亿美元用于研发。

辉瑞制药有限公司拥有世界上最先进的生产设施和检测技术，其一流的检测分析手段及完美的质量保障体系，使公司的产品达到或超过了《中国药典》和《美国药典》标准，且公司产品获准出口日本、澳大利亚、菲律宾及欧洲等地。目前，在中国上市的产品包括：先锋必、舒普深、希舒美、大扶康、络活喜、左洛复、瑞易宁、万艾可、西乐葆、立普妥等。"立普妥"作为辉瑞公司的重磅级产品之一，2004 年成为全球首个年销售额超百亿美元的药物，2008 年更是达到 138 亿美元，截至 2009 年立普妥总销售额累计高达 1139 亿美元。

（资料来源：http://www.pfizer.com.cn/）

> **问题与讨论：**
> (1)辉瑞制药公司的案例对你有何启发？
> (2)你若为制药企业的领导人，应如何实施管理？

案例讨论2:中华老字号——北京同仁堂

北京同仁堂是中药行业著名的老字号,创建于清康熙八年(1669年),自雍正元年(1723年)正式供奉清皇宫御药房用药,历经八代皇帝,长达188年。历代同仁堂人恪守"炮制虽繁必不敢省人工,品味虽贵必不敢减物力"的传统古训,树立"修合无人见,存心有天知"的自律意识,其产品以"配方独特、选料上乘、工艺精湛、疗效显著"而享誉海内外,行销40多个国家和地区。

同仁堂中医药文化是在继承祖国传统中医药文化精华,并融入宫廷制药规范的基础上,经过三百余年的实践与创新,中医与中药的结合,所形成的具有自身特色的品牌形象、价值取向、质量文化、经营理念和队伍建设的总和。同仁堂的质量文化是以药品疗效为核心的全面质量保障体系和现代制药规范,可将其概括为"安全有效方剂;地道洁净药材;依法科学工艺;对证合理用药",是一种对药品质量高度负责的文化理念,并渗透于制药、营销管理和各项工作之中。同仁堂的经营理念是"诚信为本,药德为魂",具体体现为以患者为中心的"以义取利,义利共生"的行为理念。基于此理念形成了"德、诚、信"的思想和诚信文化。

如今,同仁堂已经形成了在集团整体框架下发展现代制药业、零售商业和医疗服务三大板块的形式,配套形成十大公司、两大基地、两个院、两个中心的"1032"工程,其中拥有境内、境外两家上市公司,零售门店800余家,海外合资公司(门店)28家,遍布15个国家和地区。

同仁堂集团被国家工业经济联合会和名牌战略推进委员会,推荐为最具冲击世界名牌的16家企业之一,同仁堂被国家商业部授予"老字号"品牌,荣获"2005CCTV我最喜爱的中国品牌"、"2004年度中国最具影响力行业十佳品牌"、"影响北京百姓生活的十大品牌"、"中国出口名牌企业"荣誉称号。2006年同仁堂中医药文化进入国家非物质文化遗产名录,同仁堂的社会认可度、知名度和美誉度不断提高。

(资料来源:http://www.tongrentang.com/brandstory/culture.php)

问题与讨论:
(1)提起北京同仁堂,你首先想到什么?请用三个关键词进行描述。
(2)你认为同仁堂金字招牌长盛不衰的主要原因是什么?
(3)你认为应如何保护和发扬同仁堂的老字号品牌?

案例讨论3:男子用稻壳面粉炮制15种假药案

用稻壳粗面粉,竟能制造出15种假药,嫌疑人张某在两年之中按"老板"李某的要求,加工假药并快递至国内多个城市。记者从丰台检察院了解到,嫌疑人张某已被提起公诉。

2010年10月26日,北京市丰台区公安分局民警在对丰台区看丹桥附近一出租房进行检查时,发现房内存有大量药品、空药瓶、封口机等物品。因怀疑承租人张某有制贩假药嫌疑,警方将其带往派出所调查询问。随后,警方又在其房内查获印有"花旗活骨定胶囊"等15种药品。

张某交代,自2008年6月起,李某雇他到北京做假药,每月1500元工资。张某称,自已知道这是犯法的,但家里还有两个要上高中的孩子,为了给孩子攒学费才答应了李某。

2008 年 10 月,张某租下了独门独院的两间平房,开始生产假药。制作假药的原料、药瓶、外包装等,均由在外地的李某邮寄提供。李某要什么药,他就按照要求做,然后按照李某的要求,快递至全国各地。

在现场,警方还查获了无牌药瓶 2760 个,空瓶、瓶盖各 5000 余只,空胶囊 22 万粒。张某先后获利 7 万元。据负责邮寄包裹的快递公司统计,仅 2010 年就已为李某发送了价值 50 多万的货物。

经北京市药品监督管理局鉴定,从张某暂住地搜出的"花旗活骨定胶囊"等 15 种药品,均未取得药品批准文号。这些药虽没有使用毒害物品灌装,但均属处方药,对于已经患病的人群,可能造成延误治疗等严重后果。

(资料来源:新华网,2011 年 4 月 7 日)

问题与讨论:

(1)张某的行为违反了哪些法律法规?

(2)依照有关法律、法规对上述案例进行处理。

案例讨论 4:零售药店违规销售精神药品案

据报道,2010 年 2 月 8 日上午 8 时,陈计争(化名)驾车带其小儿子陈小小(化名)回老家祭祖,谁知上车后不到五分钟,陈小小就一直在车上昏睡。两小时后到达老家,无论家人怎样摇晃或喊叫,陈小小就是没有知觉。到了当天下午 7 时返回市区后,陈小小才苏醒过来。陈计争说,儿子那天共睡了 16 个小时。

儿子的异常举动引起了家长的注意。两天后,陈小小向其父要了 20 元钱,谎称回老家一趟。陈计争给了儿子钱后便尾随儿子身后,决定查个究竟。当天中午,陈计争叫上妹夫一起跟踪儿子,在市区周边城乡结合部发现陈小小进了某药店。待儿子走出药店,陈某进入药店问老板,老板谎称刚才那位青少年买了几盒药治咳嗽。陈小小从药店出来后回家收拾东西回了老家。

陈小小一回到老家,就在房间拿出注射针筒往自己身上静脉注射药液,恰好被陈小小的祖母发现。事后,祖母将此情况告知陈计争。

当晚,陈计争又找到那家药店,该店老板告知,陈小小在他店里买了一种精神类药品——地西泮注射液,并写下药名交给陈计争,陈某遂将情况投诉到药品监督管理部门。

事后,在父亲的追问下,陈小小说出了在某药店购到精神药品地西泮的事实。陈小小在检讨书中称,他对不起父母和家人,自从在学校第一次被人诱骗注射了精神药品地西泮后,便慢慢成瘾并偷偷背着父母到药店购药自己注射。

问题与讨论:

(1)地西泮属于第几类精神药品?

(2)该零售药店的行为有无过错?若有,其应当承担什么责任?

案例讨论5：默沙东公司自主召回"万络"

1999年，FDA批准了万络作为缓解骨关节炎疼痛和炎症以及成人痛经的治疗药物。2000年6月，默沙东公司提交给FDA一项叫做VIGOR（万络肠胃结果调查）的安全研究报告。报告中指出，与使用萘普生相比，使用万络有递增严重心血管疾病的风险，包括心脏病发作和脑卒中。在2002年4月，根据VIGOR研究显示的调查结果，结合数据安全监测委员会的一个长期研究结果，FDA对万络的标签进行了改变，增加了"可以产生心血管意外（如心脏病发作和脑卒中）风险"的信息。

2004年9月28日，默沙东公司与FDA官员会面，会议期间，公司告知FDA，默沙东自愿从市场召回万络的决定。FDA专员表示："默沙东公司主动向FDA报告调查结果，并自愿把产品从市场中召回，这样做是正确的。""尽管单一患者会因为万络有心脏病发作或者脑卒中危险的可能性很小，但研究显示，总体而言，长期使用万络的患者面临的心脏病发作危险要比使用安慰剂的患者高出两倍之多。"

此外，在默沙东公司网站公布了两封公司分别写给患者和医生的信。给患者的信详细讲解了召回万络的原因和退回患者手中药品的途径，并附有回收信息表供下载。写给医生的信中则说采取此行动是从患者利益出发，主动撤回是负责任的做法。

（资料来源：http://news.cnbb.com.cn/health/）

问题与讨论：

(1) 默沙东自主召回万络事件给国内药品生产企业带来哪些启示？

(2) 查阅相关资料，简述我国药品召回的现状。

案例讨论6：药品检验报告书掩盖下的假药案

2007年1月10日，某食品药品监督管理局执法人员在辖区内某医院门诊药房检查时发现吗丁啉（多潘立酮）片质量可疑，该药标示生产企业为西安杨森制药有限公司，生产批号为051121519，外包装盒批号印刷不够规范，说明书纸质较厚，与正品略有不同。执法人员依法查封扣押门诊药房、住院处药房、药库中该批号药品50盒。查该院药品购进票据，同期购进入库50盒，而批号为051121519的吗丁啉在购进票据上只体现为20盒。查处方记录临床使用1盒，收入16.70元。

1月11日，该医院相关领导送来一份该批号吗丁啉的药品检验报告书，称此药品检验报告书由供货方紧急提供。药品检验报告书证实批号为051121519的吗丁啉符合规定。该院领导要求解除查封扣押的药品，经核实药品检验报告书确系某市药品检验所出具。

对此案的处理，该局内部产生两种不同的意见：一种意见认为，既然药品检验报告书证实这些吗丁啉符合规定，就已证明药品成分是真的，应解除查封扣押的药品，不予立案；另一种意见认为，虽然该医院提供了药品检验报告书，证明批号为051121519的吗丁啉符合规定,但该药品检验报告书由供货方药品批发企业提供,送检样品不是由该医院提供的,只能对供货方药品批发企业负责,不能说明医院的吗丁啉就是真的。此外,该批号药品包装盒、说明书与正品还是存在不同之处,应发协查函(附样品)协查是否为假冒药品。

统一意见后,该局将吗丁啉样品随函一同发往本药品生产企业所在地食品药品监督管理局请求协查,根据药品生产企业所在地食品药品监督管理局《关于核查"多潘立酮片"的复函》(西食药稽函[2007]044号),该批药品不是西安杨森制药有限公司生产,为假冒。

《行政处罚决定书》下达后,该医院自动完全履行。

(资料来源:医药经济报,2007年5月16日)

问题与讨论:

(1)根据《药品管理法》及其《实施条例》,如何对上述案件进行处罚?

(2)本案件对日常药品监督管理工作有何启示?

案例讨论7:网络销售伟哥假药案

2003年5月19日,武汉市药品监督管理局稽查人员收到美国辉瑞制药公司举报,立即对武汉市一网站(www.9421.net/sort.asp? sort-id=11)涉嫌非法批发销售假冒辉瑞制药公司的产品万艾可(Viagra)问题进行调查。在掌握准确证据后,武汉市药监局立即会同公安局有关部门周密部署,兵分两路进行追查。一路在交易地点查获当事人韩某,并在其家中查获1000余粒万艾可和一部作案用的手提电脑;另一路对汉口贺家墩某保健品部进行检查,现场查获涉案人员李某,查获万艾可和"复方炔诺酮片"、"补肾强身片"及医疗器械20余件,其中壮阳药为查处过的假药。

经调查,韩某于2001年12月在武汉开通网站,专门从事非法销售安全套、壮阳药、假冒辉瑞制药公司的万艾可和性辅助器具的违法活动。购买者从网站了解相关产品后,以电话、电邮、QQ等方式与韩某达成购买协议,随后将货款汇到某保健品部。韩某为掩人耳目,将假药等物以礼品或配件等名义邮寄给顾客;有时还以直销的方式将各种壮阳药及性辅助器具销往武汉的各药店和保健品经营部。其销售的非法产品均从汉正街中心商场周边的不法商贩处购进。共计已非法销售假冒美国辉瑞制药公司的万艾可40余盒,价值4000余元;其他壮阳药4000余盒,性辅助器具200余个,安全套3000余盒,价值15万余元。

问题与讨论:

(1)万艾可能否通过网络销售?

(2)对上述案件中的违法行为应如何进行处罚?

案例讨论 8：是无证经营还是伪造许可证

A 县药品监管执法人员在对辖区某医院进行日常监督检查时，发现朱某于 2005 年 4 月 30 日以河南某药材公司销售人员的身份销往该院的加替沙星注射液和注射用阿奇霉素两种药品，其外包装托运单显示是从山东威海某药业有限公司直接发到江苏淮安市淮海北路 522 号（一个医药连锁有限公司的地址），销售渠道存在问题。执法人员提取了朱某提供给该院的委托书、销售发票以及相关资质证明，后经进一步调查取证，并经河南该药材公司确认，朱某不是其销售人员，其提供的委托书以及委托书上的印章均系伪造，该公司也未向该院销售过药品，销售发票也不是该公司的销售发票。后朱某交代，销售到该院的药品纯粹是其个人行为。

对该案进行定性处理时，执法人员内部产生了两种不同意见：

第一种意见认为，应按无证经营定性处理，因为朱某不具备合法资质证明，在无《药品经营许可证》的情况下，假借河南某药材公司之名，行无证经营药品之实，其行为违反了《药品管理法》的规定："开办药品经营企业，须经有关部门批准并发给《药品经营许可证》，无《药品经营许可证》的，不得经营药品。"同时，依据该法进行如下处理：没收违法销售的药品和违法所得，并处以违法销售的药品货值金额 2 倍以上 5 倍以下的罚款；构成犯罪的，依法追究刑事责任。

第二种意见认为，应按伪造许可证定性处理，朱某销售的药品是经过市场招标进入医院的，医院是在不知情的情况下使用的，朱某提供的一整套资料都是伪造的，应依据《药品管理法》进行如下处理：没收违法所得，并处违法所得 1 倍以上 3 倍以下的罚款；没有违法所得的，处 2 万元以上 10 万元以下的罚款；构成犯罪的，依法追究刑事责任。

（资料来源：中国医药报，2006 年 6 月 27 日）

> **问题与讨论：**
> 你认为上述案件应如何定性？请说明理由。

案例讨论 9：零售药店为顾客代售药品案

2005 年 5 月 16 日，某县药品监督管理局执法人员在日常监督检查中发现，甲药房（零售企业）货柜内摆放有清肺止咳丸 20 盒，从甲药房药品购进验收记录以及电脑购销管理系统中均没有发现有清肺止咳丸的任何记录，甲药房现场也未能提供清肺止咳丸的购进票据。鉴于此，执法人员依法查封扣押了这批来路可疑的药品，并向甲药房下达了限期提供清肺止咳丸供货方相关资质和购进票据的文字通知，以便进行进一步调查。不久，甲药房负责人提供了清肺止咳丸的购进票据，票据显示其供货单位为乙药店。甲药房负责人同时介绍说，清肺止咳丸是其店内一员工为顾客代售的，因为这名顾客从乙药店购买服用清肺止咳丸后疗效不佳，在销售单位乙药店不能退货的情况下，通过熟人找到甲药房委托代售剩余的 20 盒药品，货值金额 525 元。经过执法人员核实，这批清肺止咳丸确属乙药店所售。

在对甲药房违法行为定性和适用法律条文上,执法人员内部产生了以下三种意见。

第一种意见认为,甲药房的行为应属于药品经营企业从不具有药品生产、经营资格的企业购进药品,违反了《药品管理法》的相关规定,应依据该法给予处罚,包括没收违法购进的药品。

第二种意见认为,甲药房的行为属于药品经营企业向无《药品生产许可证》、《药品经营许可证》的单位和个人采购药品,违反了《药品流通监督管理办法(暂行)》的相关规定,应依据该办法给予处罚。但该条款对药品如何处置未作规定。

第三种意见认为,甲药房的行为属于变相收购并销售非法收购药品的行为,根据国家食品药品监督管理局国食药监市[2004]320号文件要求,应当参照《药品管理法》的有关规定,按销售假劣药论处。

(资料来源:中国医药报,2006年9月12日)

> **问题与讨论:**
> (1)你认为上述三种意见哪种较为合理?
> (2)执法人员在执法过程中应如何选择适用的法律依据?

案例讨论10:走私用于制造麻醉药品和精神药品的化学物品案

1991年4月30日,被告人廖跃华(化名)伙同境外的肖××、李××乘车到某市购买乙醚、三氯甲烷和醋酸酐,途中与被告人曾忠志(化名)相识。肖××等人便邀请曾忠志参加走私活动。5月1日,四人到达某市。次日,曾忠志和肖××到某化工门市部,由肖××出面接洽,以人民币44 530元(其中曾忠志出资10 000元,廖跃华出资1000元)购得乙醚5180公斤、三氯甲烷10 000公斤、醋酸酐430公斤。随后,廖跃华和李××返回边境某市等候。5月6日,曾忠志和肖××押着两辆货车,将购得的乙醚、三氯甲烷和醋酸酐运到边境,藏于廖跃华家。5月9日,廖跃华、曾忠志出境找肖××、李××、胡××商议后决定,由李××邀约刘××在边境处理这批化学物品。5月14日,刘××、肖××、李××、曾忠志等人来到廖跃华家,再次商议走私上述三种化学物品的问题并决定在5月18日以前将全部乙醚、三氯甲烷和醋酸酐运出境外。5月16日,李××将700公斤乙醚、200公斤三氯甲烷成功偷运出境。5月17日,廖跃华、曾忠志企图将剩余的乙醚、三氯甲烷和醋酸酐偷运出境。5月18日16时许,当这批化学物品运到边境渡口时,被公安机关人赃俱获,当场查获乙醚4480公斤,三氯甲烷800公斤,醋酸酐430公斤。

> **问题与讨论:**
> (1)廖跃华、曾忠志的行为是否构成犯罪?
> (2)你认为应如何处理本案件中的违法行为?

(杨世民　叶　桦　冯变玲)

第四部分 选读材料与讨论

选读材料与讨论1：国家食品药品监督管理局
曝光"同仁清肺胶囊"等三种假药

2011年3月23日，国家食品药品监督管理局在其网站上发布"同仁清肺胶囊"等三种药品为假药的消息。据报道，国家食品药品监督管理局接到举报，反映在市场中有利用假冒、伪造军队研究院或权威机构的名义，违法宣传销售宣称具有治疗疾病功能的产品。经核实，所涉及的产品均为未经批准注册的假药，具体情况如下：

1. 产品名称："同仁清肺胶囊"，标示研制单位名称：中国中医药疑难病研究中心，标示批准文号：国药准字Z20025240。经核实，"同仁清肺胶囊"为未经批准注册的假药，标示的研制单位为虚假机构，标示的"国药准字Z20025240"为贵州健兴药业有限公司生产的"肺力咳胶囊"的批准文号。"同仁清肺胶囊"系盗用贵州健兴药业有限公司生产的"肺力咳胶囊"及其批准文号的合法名义。

2. 产品名称："胰复清片"，标示研制单位名称：中国人民解放军总后中医科学研究院，标示批准文号：国药准字Z2008716。经核实，"胰复清片"为未经批准注册的假药，标示的研制单位为虚假机构，标示的批准文号为无效文号。

3. 产品名称："益肾清脑降压宁胶囊"，标示研制单位名称：中国中医药高血压病研治总院，标示批准文号：国药准字Z1102033。经核实，"益肾清脑降压宁胶囊"为未经批准注册的假药，标示的研制单位为虚假机构，标示的"国药准字Z1102033"为北京宝树堂科技药业有限公司生产的"降压片"的批准文号。"益肾清脑降压宁胶囊"系盗用北京宝树堂科技药业有限公司生产的降压片及其批准文号的合法名义。

国家食品药品监督管理局提醒患者不要购买上述产品，避免贻误诊治，危害身体健康。

（资料来源：http://www.sda.gov.cn/WS01/CL0051/59853.html）

问题与讨论：
(1)作为一名消费者，在购买药品时应注意哪些方面的问题？
(2)作为一名药品监督管理人员，应从哪些方面做起，以防止类似事件的发生？

选读材料与讨论 2：将含右丙氧芬的药品制剂逐步撤出我国市场

2011 年 1 月 28 日，国家食品药品监督管理局以国食药监安［2011］55 号文下发通知，将含右丙氧芬的药品制剂逐步撤出我国市场。

近期，监测和研究数据表明含右丙氧芬的药品制剂存在严重的心脏毒副作用，且过量服用可危及生命。国家食品药品监督管理局组织相关专家对该药品国内外监测和研究资料进行评价和论证后，认为该药品在我国使用的风险大于效益。

为保证公众用药安全，依据《药品管理法》和《药品管理法实施条例》，国家食品药品监督管理局决定将含右丙氧芬的药品制剂逐步撤出我国市场，并就有关问题通知如下：

1. 右丙氧芬为阿片类镇痛药，长期使用该药的患者突然停药可能会引起停药反应，应逐渐减量停药，并采取适宜的替代治疗措施。本通知下发之日起至 2011 年 7 月 31 日，正在使用含右丙氧芬的药品制剂治疗的患者应咨询处方医生，并在医生的指导下完成撤药过程。

2. 自 2011 年 7 月 31 日，停止生产、销售和使用含右丙氧芬的药品制剂，撤销该药品批准证明文件，已上市药品由生产企业收回、销毁。

3. 药品生产企业应制定撤市工作实施方案，积极协助医生和患者减量停药，采取适宜的替代治疗措施，加强撤药期间的不良反应监测，并保证在撤药完成前医生和患者可以获得含右丙氧芬的药品制剂。药品生产企业应在 2011 年 2 月 20 日前将撤市工作实施方案上报所在省食品药品监督管理局，并在撤市工作完成后提交总结报告。

4. 各级食品药品监督管理部门要立即将有关情况通知辖区内相关药品生产、经营、使用单位，并负责将辖区内相关工作监督落实到位。

（资料来源：http：//www. sda. gov. cn/WS01/CL0051/58315. html）

> **问题与讨论：**
> (1) 右丙氧芬为何种药物？在我国的上市情况如何？
> (2) 右丙氧芬的主要安全性风险是什么？
> (3) 我国为什么要采取撤市的措施？
> (4) 右丙氧芬撤市设立过渡期的理由？

选读材料与讨论 3：关注喹诺酮类药品的不良反应

2011 年 1 月 20 日，国家食品药品监督管理局发布《药品不良反应信息通报》第 35 期，通报了喹诺酮类药品的不良反应情况。

喹诺酮类药品是临床使用广泛的抗感染药，因其抗菌谱广、疗效显著、使用方便等原因，在抗菌治疗领域发挥着重要作用。然而，随着此类药品的大量应用，其不良反应及不合理使用带来的危害也日益突出，给患者的身体健康和生命安全带来隐患。根据国家药品不良反应监测中心 2009 年的统计结果,喹诺酮类药品严重病例报告数量位列各类抗感染药的第三位,仅次于头孢菌素类和青霉素类,占所有抗感染药严重病例报告的 14.1%。

2006 年和 2009 年,国家药品不良反应监测中心分别通报了加替沙星和左氧氟沙星的严重不良反应。2009 年 11 月以来又对氧氟沙星等 13 个喹诺酮类药品的严重病例进行了系统评价,并发布了此期药品不良反应信息通报,针对喹诺酮类严重病例中共性的不良反应,以及个别品种表现突出的不良反应进行警示。

自 2004 年至 2009 年 10 月,国家药品不良反应监测中心共收到 13 个喹诺酮类药品的病例报告 8 万余份,其中严重病例报告 3500 余份,占总报告数的 3.6%。严重病例的不良反应表现按累及的器官-系统分类,以全身性损害、神经和精神系统损害、皮肤及其附件损害为主,此外,消化系统、泌尿系统、呼吸系统的不良反应/事件也相对较多。

通过对喹诺酮类药品的不良反应分析发现,一些药品的某种不良反应较其他药品相对突出,在临床使用过程中应尤为关注,如司帕沙星的光敏反应、莫西沙星的肝损害、帕珠沙星的肾损害等。

(资料来源:http://www.sda.gov.cn/WS01/CL0051/57989.html)

问题与讨论:
(1)作为一名药品监督管理人员,应对喹诺酮类药物的安全使用提出哪些建议?
(2)喹诺酮类药品的生产企业应履行哪些职责以减少此类不良反应的发生?

选读材料与讨论 4:中药在欧盟面临全面退市风险

2011 年 4 月 8 日,健康报上刊登了一则题为"中药在欧盟面临全面退市风险"的报道,报道称:按照欧盟《传统植物药注册程序令》规定,从 4 月起,未达到相关注册标准的传统植物药将禁止在欧盟范围内销售。鉴于迄今仍未有"中药冲关"成功,中药可能在欧盟全面退市,在欧盟从业的中医药人员将面临"无米下锅"的局面。

欧盟是世界上主要的植物药市场,年销售额达上百亿欧元。据了解,2004 年 3 月 31 日,欧盟颁布了《传统植物药注册程序令》。该法令规定,在欧盟市场销售的所有植物药必须按照这一新法规注册,得到上市许可后才能继续销售。同时,该法令规定了 7 年的过渡期,允许以食品等各种"身份"在欧盟国家销售的草药产品销售至 2011 年 3 月 31 日。"7 年之限"内,想继续留在欧盟市场销售的产品必须达到注册标准。

该法令颁布后,一些中药企业积极努力,但截至 2011 年 3 月 31 日,仍未有中药在按照新法规注册中获得"零的突破"。相关专家分析,中药"冲关"面临的主要难题有两个:一是欧盟《传统植物药注册程序令》规定,申请注册的传统草药要提供其在欧盟内至少已有 15 年的使用历史证明。而六味地黄丸、乌鸡白凤丸等为欧盟患者所熟知并认可的经典中成药,虽早在 1995 年之前就已经进入欧盟市场,但难以提供在欧盟各国市场具有 15 年使用历史的证明。二是注册费用高昂,药企不堪重负。据报道,一家企业的中药如果按照《传统植物药注册程序令》的规定注册,注册费大约需要 80 万元人民币;要通过欧盟 GMP

认证,生产设备等硬件投资需要达到 400 万元人民币以上;而培训、专家指导等软件投资还需要 400 万元左右。

(资料来源:健康报,2011 年 4 月 8 日)

问题与讨论:
(1)我国的中药生产企业应如何应对上述"退市风险"?
(2)我国中药进出口相关行业组织可采取哪些有效的措施以推动中药产业真正走出国门?

选读材料与讨论 5:药品定价引入"日费用"新概念

国家发展与改革委员会(国家发改委)决定从 2011 年 3 月 28 日起降低部分主要用于治疗感染和心血管疾病的抗生素和循环系统类药品最高零售价格。据国家发改委相关负责人表示,本次降价引入了药品"日费用"的概念,对日费用高的药品加大降价力度,对日费用低的药品少降价或不降价。目的在于减轻患者负担,同时保证价格相对低廉药品的生产供应。

"日费用"实际上是药品平均每日费用的简称,即患者服用某种药品的每日支出。相对于药品的零售价格(盒/支),"日费用"消除了包装因素的干扰,可以更加直观、客观地反映药品的价格信息。打个比方,有 A、B 两种止痛药,A 药每日 1 片,1 片 10 元;B 药每日 3 片,每片 5 元。A 药的单价(10 元/片)比 B 药(5 元/片)高,但其每日花费比 B 药低,如果两者的疗效没有显著性差异,显然 A 药比 B 药更经济。国际上,"日费用"作为一种药物经济学评价指标被广泛应用于药品经济性评价领域,我国药品价格管理正式引入"日费用"概念尚属首次。

"日费用"的引入,是与我国药品价格管理现状紧密相关的。自 1997 年以来,国家发改委先后进行药品降价 27 次,已基本形成了基本药物价廉、常用药物价平的局面。然而,"药价贵"、"降价死"等类似报道频见报端,药品价格管理面临降与不降的两难境地。为了避免价格管理"一刀切",发改委引入"日费用"的概念,对药品进行有层次、有梯度的价格调整。对于"日费用"较低的药品(可视为廉价药),少降或不降,以保证药品质量、确保药品供应、维护公平竞争,防止"降价死"的情况出现。对常用且"日费用"较高的药品(常为专利药)加大价格管理力度,以回应社会"药价贵"的呼声。

(资料来源:健康报,2011 年 3 月 29 日)

问题与讨论:
(1)"日费用"的引入对我国的药品价格管理工作及新药研发有何积极的作用?
(2)鉴于我国药品市场的特殊性,在将"日费用"概念引入药品定价的实际操作过程中会遇到哪些问题?

选读材料与讨论6：抵御耐药性

2011年4月7日是世界卫生日，今年的主题是"抵御耐药性——今天不采取行动，明天就无药可用"。

细菌耐药性已经成为全球严重的公共卫生问题。随着抗菌药物在医疗、农业、养殖、畜牧等各个领域的广泛使用，细菌的耐药性也在不断增强。近年来，部分国家和地区甚至出现了对几乎所有抗菌药物耐药的多重耐药细菌，人类再次面临感染性疾病的威胁。

目前，中国抗菌药物临床应用主要存在4大问题：①临床应用抗菌药物品种多、部分疗效不确切或存在严重安全隐患，在国际上被反复警示甚至取消注册的药物仍在我国部分医疗机构中使用。②抗菌药物使用率和使用强度高、用量大。68.9%的住院患者使用抗菌药物，37.0%的患者联合使用抗菌药物。③用药水平偏低，药物应用结构不合理。许多医疗机构在抗菌药物应用选择上求新、求贵、求广。④细菌耐药形势面临严峻挑战。目前亚洲和欧洲都是病菌耐药性的高发地区。

卫生部相关专家透露，今后我国将采取一系列措施，进一步加强抗菌药物临床应用管理：制定抗菌药物临床应用管理办法，严格落实抗菌药物分级管理和处方点评制度，2010年卫生部制定并印发了《医院处方点评管理规范（试行）》，用以规范医院处方点评工作；加强抗菌药物临床应用和细菌耐药监测网建设，对医疗机构抗菌药物临床应用和细菌耐药情况进行动态监测和预警；开展全国抗菌药物临床应用专项整治行动，引入社会监督机制，加大抗菌药物不合理应用行为的监督和处理力度；继续开展医务人员培训和公众宣传教育工作，提高抗菌药物临床合理应用水平，强化公众合理使用抗菌药物的意识。

（资料来源：健康报，2011年4月8日）

> **问题与讨论：**
> （1）医院药学部门应如何实施抗菌药物的处方点评工作？
> （2）谈谈如何从自身做起，避免抗生素的不合理使用？

选读材料与讨论7：违法药品广告案例

2010年04月16日，国家食品药品监督管理局对各省（区、市）食品药品监督管理部门监测辖区内广告发布情况及发布的违法广告公告进行了汇总。

在此公告汇总期间，各省（区、市）食品药品监督管理部门查处的违法药品广告共18 465次，违法医疗器械广告共949次，违法保健食品广告共5431次。撤销或收回了严重篡改审批内容进行违法宣传的7个药品广告、2个医疗器械广告和6个保健食品广告的广告批准文号。其中违法情节严重、违法发布广告频次高的药品、医疗器械如下：

（1）沈阳飞龙药业有限公司生产的药品"茸杞补肾健脾茶"（广告中宣传名称：延生护宝茶），其功能主治为"补肾助阳，益气健脾。适用于肾阳虚证所致的腰膝酸软、畏寒肢冷、精神不振、气短、夜尿频多、大便溏薄等症"。广告宣称"1盒见效，8小时肾腺同洗，15

天后体内毒素减少,肿胀的腺体逐渐回缩,服用30天后尿急等全部消失"。

（2）吉林省辉南辉发制药股份有限公司生产的药品"麝香心脑通胶囊"（广告中宣传名称:甲乙抗栓）,其功能主治为"活血化瘀,开窍止痛。用于瘀血阻络所致中风、中经络,及冠心病、心绞痛,证见:胸闷刺痛,口眼歪斜,半身不遂"。该药品为处方药。广告宣称其为"最新一代的心脑血管疾病的专用药,新栓老栓一并除,国际最新的双路除栓原理,60天杜绝血管硬化破裂,只要服用1至3个疗程完全可以避免心脑血管疾病的发生"等。

（3）广西平南制药厂生产的药品"前列清茶",其功能主治为"清热,利湿,通淋。用于慢性前列腺炎湿热下注证。症见:尿频,尿急,时有疼痛,尿有余沥"。该药品为处方药。广告宣称"清洗冲刷前列腺腺毒、饮用2小时后腺毒排出特别舒服,3天后男性功能恢复,15天后小便通畅排放自如,30天后腰不酸腿有力、治疗效果是普通药物的60倍"等。

（资料来源:http://www.sda.gov.cn/）

问题与讨论:

（1）根据所学知识,试分析文中所涉及违法广告的具体违法行为。

（2）消费者在获取药品的相关信息时,应当如何辨别真伪以防上当受骗?

选读材料与讨论8:"氟西汀"专利到期后的市场与策略

抑郁症是一种比较普通的精神疾病,据WHO统计,该病终身患病率达3%~5%,全世界3.4亿人罹患此病,全球每年用于抑郁症的医疗费用达600亿美元,抗抑郁药物2004年销售额达195亿美元,市场巨大。

盐酸氟西汀（fluoxetine）是全球第一个上市的选择性5-羟色胺再摄取抑制剂（SSRIs）,美国礼来公司研制成功后于1986年首先在比利时上市,1988年初获FDA批准后在美国上市,随后在全球进行了广泛的开发。1999年全球最畅销的处方药中,礼来公司的氟西汀（商品名:Prozac,百忧解）销售额为26.1亿美元,排名第5位,在抗抑郁症药物市场中占绝对的竞争优势。

2001年8月,礼来公司的氟西汀专利到期。自2001年夏天,先后有20多个氟西汀通用名药物进入全球市场,其售价仅为品牌药品价格的70%左右。2001年Prozac的全球销售额从2000年的25.9亿美元降至19.9亿美元,2002年降低到7.34亿美元,2003年继续下滑,跌出畅销药品排行榜前14位。

为应对氟西汀非专利普通制剂的激烈竞争,2001年美国礼来公司推出了一周一次的SSRIs类抗抑郁药氟西汀控释制剂,在美国获准上市,商品名为Prozac Weekly,用于长期治疗抑郁症,其月用药总费用较普通制剂低（63美元:71.26美元）。同时,礼来公司寻找该药的新适应证,开发了另一个商品名药Sarafem治疗月经前焦虑症,这是唯一用于经前焦虑症的处方药。2001年Prozac新剂型的销售额约5500万美元,Sarafem约6300万美元,稍弥补了Prozac专利到期销售额的下降。

同时,礼来公司积极研发新的抗抑郁药物Cymbalta（duloxetine,度洛西汀）,2003年9月,FDA完成了度洛西汀的标签审核;2004年8月,Cymbalta获得FDA的批准上市;2004

年 9 月,Cymbalta 的适应证扩展到糖尿病并发的神经痛领域。2005 年前 9 个月实现年销售额 4.51 亿美元,2007 年销售额约 10 亿美元,金融投资公司莱曼兄弟公司预计,Cymbalta 10 年后将创造 30 亿美元的销售额。

（资料来源:http://www.hyey.com）

问题与讨论:
(1)对于创新能力强并致力于专利药业务的制药企业,应当如何制定相关市场策略?
(2)礼来公司的成功经验对我国制药企业专利保护及创新药物研发有何启示?

选读材料与讨论 9:澳大利亚国家基本药物制度的实施情况

澳大利亚是实行强制性全民医疗保险的国家,其药品提供的方式主要有两种:一种是通过药品津贴计划(PBS)向在医院以外就诊的患者提供药品;另一种是向在公立医院以 Medicare 持卡人身份住院的患者免费提供药品。PBS 于 1948 年开始实施,其提供的基本药物仅包括处方药,但涵盖了临床用药的主要品种。PBS 目录每年都会更新,药品的规模保持在 600 种左右(以通用名计算),占澳大利亚处方总量的 75%。澳大利亚建立了比较完善的药品价格信息系统,PBS 药品的价格每季度更新一次。

在基本药物的选择方面,只有当某种药品具有足够的证据证明其疗效、安全性和成本-效果时才会被纳入 PBS 目录。澳大利亚卫生部下属的药物评价部门(PES),会对申请纳入 PBS 的技术报告进行详细评估,核实经济学评价中涉及的各项费用,然后将评审意见提交给经济学委员会(ESC),由 ESC 对每个申请药品的临床疗效、数据质量、假设合理性和经济学评价模型等作出评价,并上报给药品保险定价机构(PBAC)。PBAC 将根据 ESC 的意见和自身讨论的结果,向联邦卫生部提出建议,由联邦卫生部决定该药是否可被列入 PBS 的报销范围。

在 PBS 药物定价方面,澳大利亚卫生部最终确定价格的主要依据是药物经济学评价中所使用的价格。药品价格与其临床疗效有关,而不是与药品生产商的成本或药物的可获得性及利润相关。同时,澳大利亚卫生部会凭借集中采购的优势,在与申请进入 PBS 的药品进行价格谈判时采取较为强硬的态度,从而有效控制新药的价格。近年来,澳大利亚药品价格咨询委员会(PBPA)将药品价格同销售数量联系起来,对销售数量增加的药品适当降低价格,对销售数量减少的必需药品适当提高价格,以促进基本药物的供应。

（资料来源:武瑞雪,刘宝,丁敬芳,等. 基本药物制度实施的国际经验. 中国药房,2007,18(17):1283-1285）

问题与讨论:
(1)试比较我国与澳大利亚在基本药物遴选及定价方面的异同。
(2)澳大利亚基本药物制度的实施经验对我国有什么启示?

选读材料与讨论10：批零合并，构筑大型药店

2005年10月，联合博姿的母公司，英国老牌健康和美容产品零售集团博姿（Boots）与药品批发公司Alliance Unichem宣布合并成立英国联合博姿公司。

在与博姿公司合并之前，Alliance Unichem公司是欧洲最大的药品及健康产品分销商。它在欧洲8个国家开展药品批发业务，每一个国家的子公司根据当地的国情进行区别管理。为了完成125 000家药店、医院及健康服务中心的配送工作，它建立了380个药品仓库网络。另外，它还在5个不同的欧洲国家开设了1300家零售药店。

博姿公司是一个集零售与生产于一体、以销售健康与美容产品为主的医药集团。其产品在17个国家销售，集团雇佣了6.3万名员工，开设了1500家药妆店，经营面积总计达到68万平方米。在与Alliance Unichem集团合并之前，博姿公司已经是英国健康与美容产品零售业的市场领袖，占据了英国OTC市场的最大份额。

博姿集团与Alliance Unichem集团的合并造就了一个"庞然大物"，2006年3~9月的营业额达到70亿英镑的联合博姿集团，旗下拥有：①3000家零售门店，其中2600家设在英国，400家设在挪威、新西兰、泰国、爱尔兰、意大利和瑞士。②380个药品仓库的配送网直达欧洲125 000家药店、医院和健康服务中心。

众所周知，药品批发商具有业务量庞大、配送网络广、采购价格低等特点。Alliance Unichem集团不仅拥有批发业务还有零售业务，一方面，博姿集团可以借助它的批发业务获得价格更低的商品，而且可以和它旗下的1300家连锁门店进行整合，迅速增加门店数量，再次加大采购药品时的谈判筹码；另一方面，博姿品牌产品可以借助Alliance Unichem集团庞大的配送网络直达欧洲125 000家终端。双方整合后，每年预计至少可以节约1亿英镑的采购成本，如此合并可谓是完美的业务互补。

（资料来源：医药经济报，2007年4月11日）

问题与讨论：
联合博姿零售与批发的合并，对我国药品零售企业提升竞争力方面有何启示？

（杨世民　胡　明）

第五部分 专业英文阅读

阅读材料 1：

The mission of the Department of Pharmacy Administration
(the University of Mississippi School of Pharmacy)

Teaching

At the undergraduate level to create an environment where students can learn and apply the principles of management, marketing, economics, law, the social sciences and the communicative process such that each can enter and succeed in a professional career in one of the pharmaceutical sciences.

To create a graduate education environment (offering both Master of Science and Doctor of Philosophy degrees) that enables students to acquire the necessary abilities in the areas of management, marketing, and economics as they relate to pharmacy and health care; to enable them to function as independent researchers; and to sufficiently prepare them to successfully enter fields appropriate for such abilities.

Research

To create new knowledge in the areas of management, marketing, and economics as they relate to pharmacy and health care. To maintain a research program for faculty and graduate students that is consistent with and supportive of the teaching program both in terms of content and supplemental funding. To initiate and to collaborate in research conducted in the Center for Pharmaceutical Marketing and Management and the National Center for Natural Products Research.

Service

To provide leadership, assistance, information, and expertise to the school, the university, the academy, pharmacy and other health professions, and society.

本材料节选自：http://www.pharmacy.olemiss.edu/phad/missionstatement.html

---

阅读以上材料后，请回答下列问题：

1. 简述密西西比大学药事管理教学的目标。
2. 密西西比大学药事管理研究的定位是什么？
3. 文中提到的 Service 是指什么？

阅读材料 2：

Doctor of Pharmacy (Pharm D) Degree Program at University of Michigan

The Pharm D Program at University of Michigan is a professional degree requiring four years of study in the College after completion of a Pre-Pharmacy Curriculum in an accredited liberal arts institution. The focus of the program is to educate students about the practice of pharmacy, but the program is broad enough to allow students to gain employment in fields outside of pharmacy practice.

The program includes extensive clinical training and may be adapted to prepare students for graduate study. Graduates are qualified to practice pharmacy and are eligible for examination for licensure as a pharmacist.

Applicants who have earned a baccalaureate degree in pharmacy may be admitted with advanced standing in the Pharm D program, depending on their qualifications and the availability of places at the proper class level. Students with advanced standing need fewer than the mandatory minimum 128 semester hours of credit in the Pharm D curriculum.

Michigan's Pharm D program enables graduates to:

Understand and appreciate the delivery of comprehensive health care and the contribution of each health profession to patient care;

Understand the diagnosis and treatment of diseases and the rational selection of drugs;

Understand and appreciate the social, emotional, and psychological aspects of disease;

Communicate effectively with other health professionals and patients;

Know what factors affect initiating, maintaining, modifying, or discontinuing drug therapy;

Understand pharmacokinetic principles well enough to improve dosage regimens for individual patients;

Retrieve, interpret, and report drug information from pharmaceutical and biomedical sciences and apply the information to specific patient care situations;

Develop a patient data base from a patient interview and patient chart, and from communications with other health professionals;

Design, implement, conduct, and evaluate research studies on drugs and/or patients in a specific area of interest;

Be an effective health care educator;

Demonstrate administrative and organizational skills and understand group dynamics;

Demonstrate professional maturity and personal responsibility to patients and other health professionals.

本材料节选自：http://pharmacy. umich. edu/pharmacy/

阅读以上材料后，请回答下列问题：

1. 美国 Pharm D Program 的入学要求包括哪些？
2. 简述美国 Pharm D Program 要求学生掌握的知识和技能。

阅读材料 3：

Main responsibilities of the SFDA

1. To formulate policies and programs on the administration of drugs, medical devices, health food and cosmetics, as well as food safety at consumption stage (restaurant, cafeteria, etc.) and supervise their implementation; to bear a part in drafting relevant laws, regulations and normative documents;

2. To take charge of food hygiene licensing and food safety supervision at consumption stage;

3. To formulate good practice for food safety at consumption stage and supervise its implementation, carry out investigation and monitoring work of food safety at consumption stage, and release information related to supervision on food safety at consumption stage;

4. To take charge of health food, cosmetic hygiene licensing, hygiene supervision and relevant review and approval work;

5. To take charge of administrative and technical supervision of drugs and medical devices, take charge of formulating good practices for drugs, medical devices in aspects of research, production, distribution and use, and supervise their implementation;

6. To take charge of registration and supervision of drugs and medical devices; draw up relevant national standards of drugs and medical devices, and supervise their implementation; carry out the Adverse Drug Reaction (ADR) monitoring and adverse event monitoring of medical devices; be responsible for drug and medical device re-evaluation and elimination; bear a part in formulating national essential medicine list and adopting the national essential medicine system, and organize the implementation of classification system for prescription drugs and non-prescription drugs;

7. To take charge of formulating regulations of Traditional Chinese Medicines (TCMs) and ethno-medicines, and supervise their implementation, draw up quality standards of TCMs and ethno-medicines, formulating Good Agricultural Practices for Chinese crude drugs and Processing Standards for prepared slices of Chinese crude drugs and supervising their implementation, and carry out protection system for certain TCMs;

8. To supervise the quality and safety of drugs and medical devices, to regulate radioactive pharmaceuticals, narcotics, toxics and psychotropics, and release quality and safety information of drugs and medical devices;

9. To organize the investigation and punishment of illegal activities on food safety at consumption stage, and on research, production, distribution and use of drugs, medical devices, health food and cosmetics;

10. To direct relevant local work regarding food and drug administration, emergency response, inspection and informationalization;

11. To draw up and improve qualification system for licensed pharmacist, direct and super-

vise the registration of licensed pharmacist;

12. To carry out international exchanges and cooperation related to food and drug regulation;

13. To undertake other work assigned by the State Council and the Ministry of Health.

本材料节选自:http://eng. sfda. gov. cn/eng/

阅读以上材料后,请回答下列问题:

1. 用一段简短的话概括国家食品药品监督管理局(SFDA)有关药品监管的职能。

2. 文中提到的"good practices for drugs"涉及哪些环节?具体指的是什么?

3. 试将"To supervise the quality and safety of drugs and medical devices, to regulate radioactive pharmaceuticals, narcotics, toxics and psychotropics, and release quality and safety information of drugs and medical devices"译成中文。

4. 药品不良反应监测、药品分类管理和执业药师管理在 SFDA 职责中是如何设定的?

阅读材料 4:

Drug Administration Law of the People's Republic of China—
Chapter Ⅰ General Provisions

Article 1 This Law is enacted to strengthen drug administration, to ensure drug quality and safety for human beings, to protect the health of people and their legitimate rights and interests in the use of drugs.

Article 2 All institutions and individuals engaged in research, production, distribution, use, or drug administration in the People's Republic of China shall abide by this Law.

Article 3 The State develops both modern and traditional medicines to give full play to their role in prevention and treatment of diseases and in maintenance of health.

The State protects the resources of natural crude drugs and encourages the cultivation of Chinese crude drugs.

Article 4 The State encourages research and development of new drugs and protects the legitimate rights and interests of citizens, legal bodies and other institutions engaged in this field of endeavor.

Article 5 The drug regulatory department under the State Council shall be responsible for drug administration nationwide. The relevant departments under the State Council shall be responsible for the related administrative work within the limits of their duties.

The drug regulatory departments of the people's governments of provinces, autonomous regions, and municipalities directly under the Central Government shall be responsible for drug regulation in their administrative areas. The relevant departments of the said people's governments shall be responsible for the related regulatory work within the limits of their duties.

The drug regulatory department under the State Council shall cooperate with the competent departments for comprehensive economic administration under the State Council in implementing pharmaceutical development programs and policies formulated by the State for the pharmaceutical industry.

Article 6 The drug testing institutes established or designated by drug regulatory departments shall undertake the responsibility for drug testing required for conducting drug review and approval and controlling drug quality in accordance with law.

本材料节选自:http://eng. sfda. gov. cn/cmsweb/webportal/W45649037/A48335975. html

阅读以上材料后,请回答下列问题:
1.《药品管理法》的立法目的是什么?
2. 简述《药品管理法》的适用范围。
3. 我国发展药品的方针包括哪些方面?
4. 简述我国药品监督管理体制。

阅读材料5:

White Paper: Status Quo of Drug Supervision in China—Quality Control Practice

China practices a certification system for the quality control over drug research, manufacturing and distribution, aiming to tighten drug safety control in an all-round way.

Promoting Good Laboratory Practice(GLP)certification for non-clinical drug research. To improve the quality of non-clinical drug research and ensure the authenticity, integrity and reliability of experimental data, China promulgated the Good Laboratory Practice (GLP) for Non-clinical Laboratory Studies in 1999, and began the work of GLP certification in April 2007. So far, a total of 27 non-clinical drug research institutions have obtained GLP certification. Starting from January 1,2007, all non-clinical drug safety research must be carried out in GLP-certified laboratories in the case of the evaluation of new drugs, which include chemical drug substances and their preparations, and biological products not yet marketed in China; effective components and organs extracted from plants, animals and minerals as well as their preparations not yet sold on the domestic market; effective components extracted from traditional Chinese medicine (TCM) and natural medicines as well as their preparations, and TCM injections.

Promoting Good Clinical Practice (GCP) certification for drug clinical trials. To ensure scientifically accurate reflection and reliability of results as well as test subjects' rights and interests during clinical trials, China promulgated the Good Clinical Practice (GCP) for pharmaceutical products in 1999, and began the work of GCP certification on March 1,2004. By the end of 2007, a total of 178 institutions conducting clinical trials had obtained GCP certification. GCP certification has greatly improved the quality of drug clinical trials in China. Meanwhile, an increasing number of international multi-centered clinical trials are being carried out in China.

Implementing Good Manufacturing Practice (GMP) certification for pharmaceutical manufacturers. In order to bring drug manufacturing under control, in the late 1970s and early 1980s, China introduced the GMP concept, and promulgated the Good Manufacturing Practice for Pharmaceutical Products in 1988, and began to handle applications for GMP certification in 1995. The present GMP is the 1998 revised edition. Based on its national conditions, and in light of different drug dosage forms, China has implemented GMP standards for pharmaceutical manufacturers step by step, completing GMP certification for manufacturers of blood products in 1998, for manufacturers of sterile powder for injections, sterile freeze-dried powder for injections, large-volume injections and gene engineering products in 2000, and for manufacturers of small-volume injections in 2002. The year 2004 saw the attainment of the goals for the manufacturing of chemical drug substances and all drug preparations according to GMP standards. Manufacturers which failed GMP certification were ordered to stop production. Since January 1, 2006, the goals for the manufacturing of biological invitro diagnostic reagents, medical gas and prepared slices of Chinese crude drugs according to GMP standards have been reached step by step. Through GMP certification, we have eliminated pharmaceutical enterprises which failed to meet GMP standards, improved quality management among enterprises, and promoted structural adjustment in the pharmaceutical industry.

Implementing Good Supply Practice (GSP) certification for the drugs distributions. In order to prevent factors that might damage quality at each link of drug distribution and eliminate relevant potential quality risks, China promulgated the Good Supply Practice for Pharmaceutical Products in 2000. The work of GSP certification has gone through three stages: launching certification experimental trials in 2001, handling applications in 2002, and organizing certification in 2003 by the drug regulatory departments in provinces, autonomous regions and municipalities directly under the central government. Through GSP certification, China's pharmaceutical distributors have made great progress in terms of their overall strength and business conditions, with some unqualified enterprises eliminated.

本材料节选自:http://eng.sfda.gov.cn/eng/

阅读以上材料后,请回答下列问题:

1. 我国为加强药品质量监管而制定的管理规范有哪些?
2. 简述实施《药品生产质量管理规范》的意义。
3. 文中提到的我国 GSP 认证经历的三个阶段是什么?

阅读材料 6：

What are counterfeit medicines? Is a uniform definition of a counterfeit medicine necessary?

Counterfeit medicines are defined differently in different countries. The definitions used in the various WHO Member States show that the nature of the problem of counterfeit medicines varies from country to country.

The first international meeting on counterfeit medicines was held from 1 to 3 April 1992 at WHO in Geneva and gathered experts from governmental institutions of WHO member states, INTERPOL, World Customs Organization (at the time known as Customs Cooperation Council), International Narcotics Control Board, International Federation of Pharmaceutical Manufacturers and Associations (IFPMA), International Organization of Consumer Unions, and the International Pharmaceutical Federation (FIP) in response to a World Health Assembly resolution (WHA 41.16). The participants agreed on the following definition：

A counterfeit medicine is one which is deliberately and fraudulently mislabelled with respect to identity and/or source. Counterfeiting can apply to both branded and generic products and counterfeit products may include products with the correct ingredients or with the wrong ingredients, without active ingredients, with insufficient (inadequate quantities of) active ingredient(s) or with fake packaging. (Ref：Guidelines to develop measures to combat counterfeit drugs)

Is a uniform definition of a counterfeit medicine necessary? Yes, it is necessary if we want to understand and combat the problem.

The absence of a universally accepted definition makes information exchange between countries very difficult, limits the ability to understand the true extent of the problem at global level, and hinders the development of global strategies to combat the problem. In order to address this issue the World Health Organization (WHO) had formulated a definition already in 1992. Discussions on further improving this definition for legal use have continued under the IMPACT taskforce.

本材料节选自：http：//www. who. int/medicines/services/counterfeit/faqs/en/index. html

阅读以上材料后，请回答下列问题：
1. 简述国际上有关假药、劣药的界定。
2. 统一假药、劣药定义的意义是什么？
3. 请说出我国对假药和劣药的定义。

阅读材料 7：

FIP statement of policy: medicines information for patients

There is a range of various sources of information that users of medicines may access on their own: spoken(from health professionals); medicine leaflets supplied with individual medicines; written medicines information for patient and health professional organisations, health organisations and other organisations that communicate with health-care consumers; internet and other electronic tools. The effectiveness of this information is of importance to the patient, as well as prescribers, pharmacists, the health regulatory authorities and the industry that manufactures the medicines.

Providing unbiased and effective medicines information to patients and carers must be a priority for pharmacists. People who use medicines need oral and or written medicines information. As medication experts, pharmacists are a key information resource for the patient and other health-care providers.

The pharmacist will continue to play a pivotal role in the provision of reliable and valid written and oral medicines information to patients. As patients increasingly access information from the Internet, pharmacists can act as a guide and interpreter. Spoken information remains the priority for patients, but should be closely linked to written information. Both spoken and written information should be tailored to reflect the health literacy of the patient and/or care giver. Pharmacists should ensure that written information is not used as a substitute for discussion. They should also encourage patients to use written medicines information and welcome any questions this may raise. National initiatives can encourage patients to engage with pharmacists and ask questions about their medicines. Pharmacists should also ensure that they collaborate with fellow health professionals, to make sure that patients receive appropriate, consistent, and correct messages.

It is the pharmacists' responsibility to ensure that the information they provide is objective, understandable, non-promotional, accurate and appropriate. Further, the pharmacists can use written material with the medicines as a reminder document to support the spoken information that is given to the patient. Pharmacists should encourage patients to seek objective and accurate information.

本材料节选自：http://www.fip.org/statements

阅读以上材料后,请回答下列问题:

1. 患者用药信息的来源渠道有哪些?
2. 药师如何确保患者获得可靠而有效的口头与书面药物信息?
3. 在提供用药信息方面药师承担哪些重要职责?

阅读材料8:

Good Manufacturing Practice(GMP)Regulations

GMP refers to the Good Manufacturing Practice Regulations promulgated by the US Food and Drug Administration under the authority of the Federal Food, Drug, and Cosmetic Act. These regulations, which have the force of law, require that manufacturers, processors, and packagers of drugs, medical devices, some food, and blood take proactive steps to ensure that their products are safe, pure, and effective. GMP regulations require a quality approach to manufacturing, enabling companies to minimize or eliminate instances of contamination, mixups, and errors. This in turn, protects the consumer from purchasing a product which is not effective or even dangerous. Failure of firms to comply with GMP regulations can result in very serious consequences including recall, seizure, fines, and jail time.

GMP regulations address issues including recordkeeping, personnel qualifications, sanitation, cleanliness, equipment verification, process validation, and complaint handling. Most GMP requirements are very general and open-ended, allowing each manufacturer to decide individually how to best implement the necessary controls. This provides much flexibility, but also requires that the manufacturer interpret the requirements in a manner which makes sense for each individual business.

GMP is also sometimes referred to as "cGMP". The "c" stands for "current", reminding manufacturers that they must employ technologies and systems which are up-to-date in order to comply with the regulation. Systems and equipment used to prevent contamination, mixups, and errors, which may have been "top-of-the-line" 20 years ago, may be less than adequate by today's standards.

At the GMP Institute, we believe that GMP is a good business tool which will help to refine both compliance and performance at your company. GMP requirements are largely common sense practices which will help your company better itself as it moves toward a quality approach using continuous improvement. Commitment to GMP and quality is critical at all levels of the organization, starting with top management. If you foster commitment, use this process, and attend GMP Institute workshops when necessary, you will help you make GMP a Lifestyle, Not Just a Regulation in your company. You will then improve the overall performance of your workforce, as well as your FDA compliance.

本材料节选自:http://www.gmp1st.com/gmp.htm(GMP 专题网站)

阅读以上材料后,请回答下列问题:

1. 推行 GMP 的目的是什么?

2. GMP 规范的内容涉及哪些方面?

3. "cGMP"的具体含义是什么?

4. 文中所说的 GMP 对于药品生产企业的意义是什么?

阅读材料 9：

Pharmaceutical Affairs Law（Japan）

The objective of the Pharmaceutical Affairs Law is to improve public health through regulations required to assure the quality, efficacy, and safety of drugs, quasi-drugs, cosmetics and medical devices, and through measures to promote R&D of drugs and medical devices which are especially essential for health care.

Modern pharmaceutical legislation originated in Japan with the enactment of the Regulations on Handling and Sales of Medicines in 1889. The Pharmaceutical Affairs Law was enacted in 1943 and has been revised several times since then. The current Pharmaceutical Affairs Law is the result of complete revisions (Law No. 145) in 1948 and 1960. Subsequent revisions have included that related to the reexamination of new drugs, the reevaluation of drugs, notification of clinical study protocols, and items required for sponsoring clinical studies in 1979, that related to direct manufacturing approval applications by foreign pharmaceutical manufacturers, and the transfer of manufacturing or import approvals in 1983, and that related to promotion of R&D of orphan drugs and priority reviews for such drugs in 1993.

In 2002, the Pharmaceutical Affairs Law was revised (Law No. 96, July 31, 2002) based on demands for augmentation of safety assurance in keeping with the age of biotechnology and genomics, augmentation of post-marketing surveillance policies, revision of the approval and licensing system (clarification of the responsibility of companies for safety measures and revision of the manufacturing approval system in accordance with international coordination) and a radical revision of safety policies for medical devices. In the revised Law, provisions on the enhancement of safety measures for biological products, investigator-initiated clinical trials and safety reports from medical institutions came into effect on July 30, 2003 (Cabinet Order No. 212, April 23, 2003), and the special corporation rationalization plan to establish PMDA was enacted on April 2004 to renew review system. Provisions related to manufacturing and distribution businesses and manufacturing businesses, as well as provisions related to medical devices will come into effect on April 1, 2005.

The Pharmaceutical Affairs Law has 11 chapters and 89 articles as follows:

Chapter 1: General Provisions (Purpose and definitions of drugs, quasi-drugs, cosmetics, medical devices, pharmacies, orphan drugs, orphan medical devices and clinical trials);

Chapter 2: Pharmaceutical Affairs Councils (Council on Drugs and Food Sanitation and Local Pharmaceutical Affairs Councils) Council on Drugs and Food Sanitation (establishment of the Pharmaceutical Affairs Section);

Chapter 3: Pharmacies (License standards, supervision of pharmacies, duty of supervisor, etc.);

Chapter 4: Manufacturers and Importers (License standards for manufacturers or importers, special licenses before approval, approval to manufacture or import, reviews in conjunction with approval reviews performed by PMDA (KIKO), reviews in conjunction with approval reviews of medical devices performed by designated review organizations, reexamination, reevaluation, supervision of manufacture, items requiring compliance by manufacturers, manufacturing approvals for drugs manufactured in foreign countries, etc.);

Chapter 4-2: Designated Review Organizations (Designation standards, staff, review specifications, etc. for designated review organizations for reviews of medical devices);

Chapter 5: Sales of Drugs and Sales and Leasing of Medical Devices (Types of retailing license, restrictions on items sold, and on methods of sale, items requiring compliance by sellers and leasers, etc.);

Chapter 6: Standards and Government Certification for Drugs (the Japanese Pharmacopoeia and other standards, etc.);

Chapter 7: Handling of Drugs (Handling of poisonous and powerful drugs, sale of prescription-only drugs, items to be entered on the immediate container and package inserts, prohibition of sale and manufacture, etc.);

Chapter 8: Advertising of Drugs (Prohibition of false advertising, restrictions on advertising of drugs for designated diseases, prohibition of advertising of drugs before approval, etc.);

Chapter 8-2: Exceptions for Biological Products (manufacturing supervisors, matters indicated on immediate containers, matters indicated on package inserts, etc., prohibition of retail and manufacture, explanation of specified biological products by appointed health professionals, regular reports on infectious diseases, retention of records on preparations, and guidance and advice);

Chapter 9: Supervision (On-site inspection, emergency orders, orders for improvement, revocation of approval and licenses, hearings, etc.);

Chapter 9-2: Designation of Orphan Drugs and Orphan Medical Devices;

Chapter 10: Miscellaneous Provisions (Supply of information, reports of ADRs, recall reports, procedures for clinical trials, etc.);

Chapter 11: Penal Provisions.

In April 2005, the remaining provisions in the revised Pharmaceutical Affairs Law concerning the approval and licensing system will come into effect. The revision is outlined in the Attachment. At present, the pharmaceutical system is under review and the Pharmaceutical Affairs Law will be revised based on this review. An outline of this revision is given in the Appendix.

本材料节选自:Japan Pharmaceutical Manufacturers Association. Pharmaceutical administration and regulations in Japan. March, 2005.

阅读以上材料后,请回答下列问题:
1. 日本"药事法"的立法目的是什么?
2. 现行的日本"药事法"是什么时候修订的?
3. "药事法"总则的内容包括哪些?
4. 请翻译"药事法"第2、3、4、6、7、8章的中文标题。

阅读材料 10:

New tool to enhance role of pharmacists in health care

The traditional role of pharmacists is to manufacture and supply medicines. More recently, pharmacists have been faced with increasing health demands: an ever-growing and complex range of medicines, and poor adherence to prescribed medicines, have forced the evolution of the pharmacist's role into a more patient centred approach (known as pharmaceutical care). Adherence to long-term therapy for chronic conditions in developed countries averages 50%, with even lower rates for developing countries.

To address this need, the World Health Organization (WHO) and the International Pharmaceutical Federation (FIP) are publishing the first edition of a handbook on *Developing pharmacy practice - A focus on patient care*. "Pharmacists have an important role to play in health care, which is much more than selling medicines." said Dr Hans V. Hogerzeil, WHO Director of Medicines Policy and Standards.

The role of the pharmacist is summarized through the WHO/FIP seven-star concept in which a pharmacist is described as a caregiver, communicator, decision-maker, teacher, lifelong learner, leader and manager. For the purpose of this handbook, the function of researcher has been added.

The pharmacist is an integral member of the health care team and assumes varied functions ranging from the procurement and supply of medicines to pharmaceutical care services, helping to ensure the best treatment for patients. The pharmaceutical care process involves establishing a relationship between the patient and the pharmacist, developing an evidence-based care plan for medicine therapy and follow-up on the patient's expected health outcome.

The handbook defines good pharmacy practice and presents a step-wise approach to pharmaceutical care within a general practice environment anywhere in the world. Founded on the principles of the "seven-star pharmacist", this interactive handbook provides practical examples and care models so that it can be used for self-directed learning. It contains a wide variety of illustrative case studies to meet the needs of different users. It is designed to guide learners towards specific educational outcomes, and enable them to undertake tasks which require a combination of knowledge, skills and attitudes.

"Pharmaceutical care delivered by pharmacists seeks to optimize patient outcomes and is key to the effective, rational and safe use of medicines. This handbook serves as a timely and accessible resource for pharmacists, educators and students worldwide to develop patient-centred services and skills to meet local patient needs." said Ton Hoek, General Secretary and CEO of the International Pharmaceutical Federation.

Developing pharmacy practice - A focus on patient care is designed to meet the changing needs of the pharmacist, setting out a new paradigm for pharmacy practice. The handbook is written for pharmacists, educators and students all over the world in all health care settings. To reach as wide an audience as possible the handbook is available in English and French will be available soon in both electronic and print formats.

本材料节选自:http://www.fip.org/

阅读以上材料后,请回答下列问题:
1. 促使药师的角色发生转变的客观原因是什么?
2. WHO/FIP 对药师的角色做了怎样的概括?
3. Pharmaceutical care 在卫生保健体系中的作用是什么?
4. *Developing pharmacy practice- A focus on patient care* 这本书写作的目的是什么?

阅读材料 11:

Drug and Therapeutics Committee

A drugs and therapeutics committee (DTC), also called a pharmacy and therapeutics committee, is a committee designated to ensure the safe and effective use of medicines in the facility or area under its jurisdiction. Such committees are well-established in industrial countries as a successful way of promoting more rational, cost-effective use of medicines in hospitals. Governments may encourage hospitals to have DTCs by making it an accreditation requirement to various professional societies. DTC members should represent all the major specialities and the administration; they should also be independent and declare any conflict of interest. A senior doctor would usually be the chairperson and the chief pharmacist, the secretary.

Responsibilities of a drugs and therapeutics committee consist of:
- Developing, adapting, or adopting clinical guidelines for the health institution or health facilities under its jurisdiction;
- Selecting cost-effective and safe medicines (hospital/health facilities' drug formulary);
- Implementing and evaluating strategies to improve medicine use (including drug use evaluation, and liaison with antibiotic and infection control committees);
- Providing on-going staff education (training and printed materials);
- Controlling access to staff by the pharmaceutical industry with its promotional activities;
- Monitoring and taking action to prevent adverse drug reactions and medication errors;
- Providing advice about other drug management issues, such as quality and expenditure.

Factors critical to success include: clear objectives; a firm mandate; support by the senior hospital management; transparency; wide representation; technical competence; a multidisciplinary approach; and sufficient resources to implement the DTC's decisions.

WHO/EDM is promoting the Drug and Therapeutics Committees (DTCs) through international training courses run in collaboration with Management Sciences for Health, the development and publication of a manual on DTCs and research projects.

本材料节选自：http://archives. who. int/eml/expcom/expcom13/dtc. doc

阅读以上材料后,请回答下列问题：
1. 设置药物与治疗委员会的目的是什么？
2. 药物与治疗委员会的人员构成有什么要求？
3. 简述药物与治疗委员会的职责。
4. 决定药物与治疗委员会成功与否的关键因素有哪些？

阅读材料 12：

National drug control systems

With respect to the Single Convention (The Single Convention on Narcotic Drugs, 1961), countries have certain general obligations that consist of taking such administrative and legislative measures as may be necessary to give effect and implement the provisions of the Convention and to cooperate with other countries in their execution. Subject to the provisions of the Convention, countries must also limit the production, manufacture, export, import, distribution of, trade in, use and possession of drugs, exclusively to medical and scientific purposes.

Pursuant to article 17 of the Single Convention, Parties shall maintain a special administration for the purpose of applying the provisions of the Convention. Such an administration must coordinate the work of the various ministries and Government offices relating to the implementation of the treaty provisions, in the fields of health, social welfare, justice, law enforcement, etc. This may include, among other things, the competent national authorities empowered to issue certificates and authorizations for the import and export of narcotic drugs, the authorities that control domestic production/manufacture of narcotic drugs, state enterprises that produce/manufacture narcotic drugs, the institutions dealing with prevention and treatment of drug abuse, and the law enforcement authorities charged with preventive and repressive action against illicit traffic in narcotic drugs.

It should be noted that a special administration does not necessarily mean a single authority, although a single authority may be designated as the interlocutor, on behalf of the Government, with the international drug control organs, such as the Ministry of Foreign Affairs. A special administration may simply consist of a mechanism of coordinated and effective cooperation between the different authorities and institutions involved in implementing the Single Convention.

本材料节选自：http://www. incb. org/incb/en/narcotic_drugs. html

阅读以上材料后,请回答下列问题:

1. 根据《1961 年麻醉品单一公约》,各国应从哪些环节加强麻醉药品管理?

2. 承担麻醉药品监管职责的部门有哪些?

3. 文中对麻醉药品监管部门的设置提出了什么具体建议?

（方　宇）